著｜[日]植森美绪　审定｜[日]金冈恒治　译｜郭嘉仪

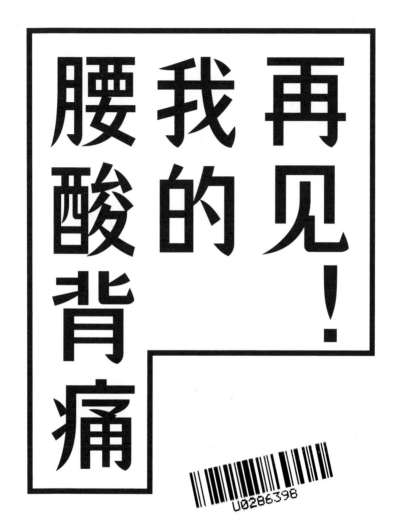

再见！我的腰酸背痛

U0286398

人民邮电出版社

北　京

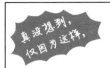

肩膀、腰部、膝盖就会疼痛！

凶手其实就隐藏在我们身边！

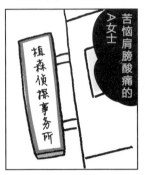

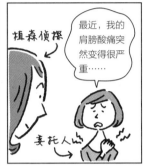

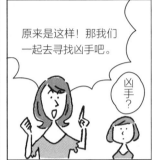

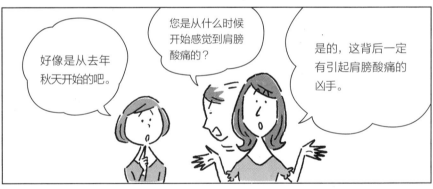

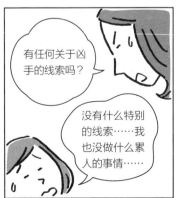

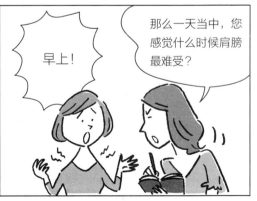

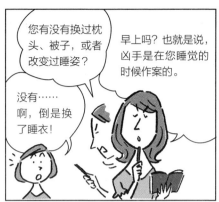

您有没有换过枕头、被子，或者改变过睡姿？

没有……啊，倒是换了睡衣！

早上吗？也就是说，凶手是在您睡觉的时候作案的。

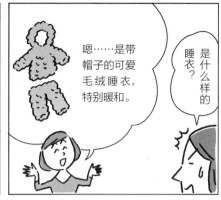

嗯……是带帽子的可爱毛绒睡衣，特别暖和。

是什么样的睡衣？

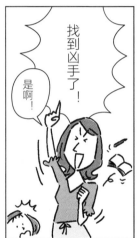

找到凶手了！

是啊！

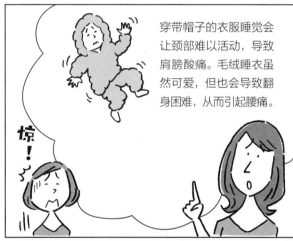

穿带帽子的衣服睡觉会让颈部难以活动，导致肩膀酸痛。毛绒睡衣虽然可爱，但也会导致翻身困难，从而引起腰痛。

惊！

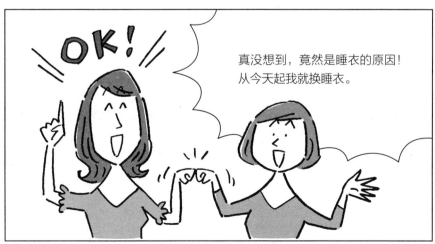

OK!

真没想到，竟然是睡衣的原因！从今天起我就换睡衣。

※ 与肩颈疼痛相关的详细内容在第16页。

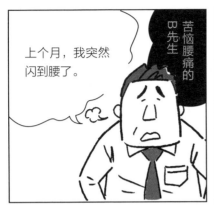

苦恼腰痛的B先生

上个月，我突然闪到腰了。

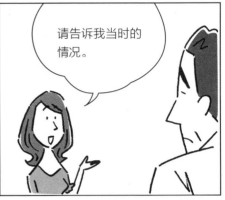

请告诉我当时的情况。

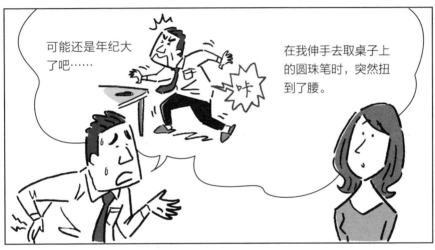

可能还是年纪大了吧……

在我伸手去取桌子上的圆珠笔时，突然扭到了腰。

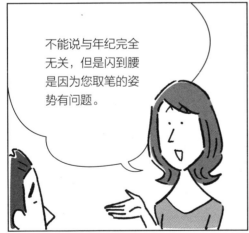

不能说与年纪完全无关，但是闪到腰是因为您取笔的姿势有问题。

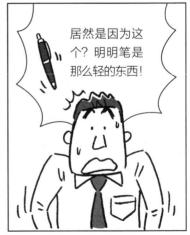

居然是因为这个？明明笔是那么轻的东西！

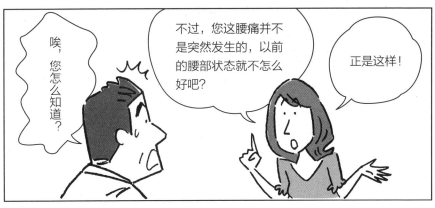

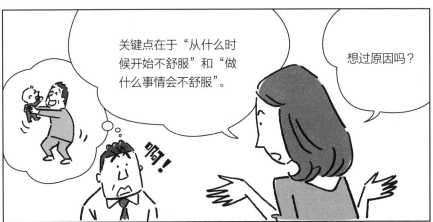

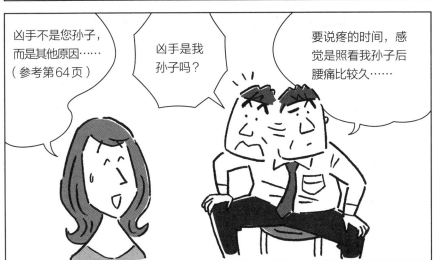

※ 与腰痛相关的详细内容在第18页。

5

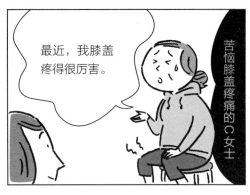

最近，我膝盖疼得很厉害。

苦恼膝盖疼痛的C女士

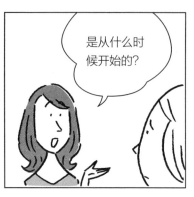

是从什么时候开始的?

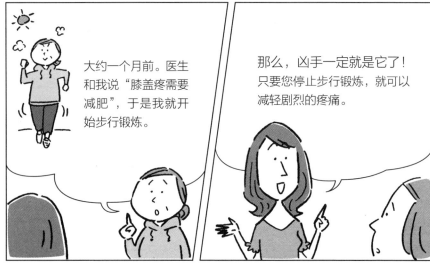

大约一个月前。医生和我说"膝盖疼需要减肥"，于是我就开始步行锻炼。

那么，凶手一定就是它了！只要您停止步行锻炼，就可以减轻剧烈的疼痛。

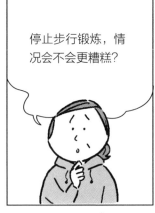

停止步行锻炼，情况会不会更糟糕?

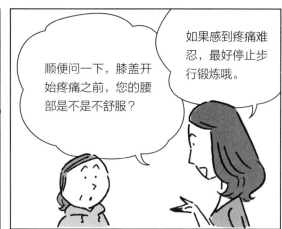

顺便问一下，膝盖开始疼痛之前，您的腰部是不是不舒服?

如果感到疼痛难忍，最好停止步行锻炼哦。

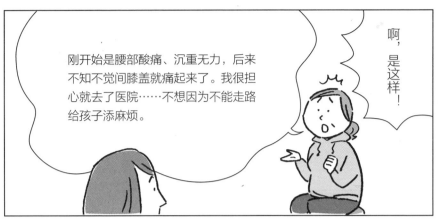

刚开始是腰部酸痛、沉重无力，后来不知不觉间膝盖就痛起来了。我很担心就去了医院……不想因为不能走路给孩子添麻烦。

啊，是这样！

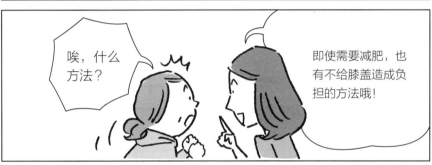

唉，什么方法？

即使需要减肥，也有不给膝盖造成负担的方法哦！

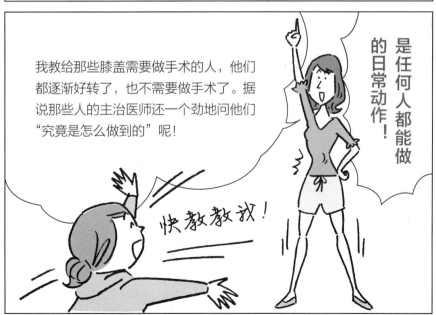

我教给那些膝盖需要做手术的人，他们都逐渐好转了，也不需要做手术了。据说那些人的主治医师还一个劲地问他们"究竟是怎么做到的"呢！

是任何人都能做的日常动作！

快教教我！

※ 与膝盖疼痛相关的详细内容在第20页。

立刻消除现有的疼痛吧！

大家好，我是健康运动指导师植森美绪。

二十多岁时，我一心想要减肥而过度运动，结果患上了严重的腰痛。诊断结果为腰椎间盘突出。虽然医生说过无须手术，但疼痛过于剧烈，严重影响了我的生活。我辗转于多家医院，也接受了许多推拿治疗，然而疼痛始终没有得到缓解。由于身体疼痛，我度过了许多焦虑的日子。

偶然间发现的"消除疼痛的日常动作"

转机出现在我认为慢性腰痛只能一辈子陪伴着我而心灰意冷的一天。因为无法忍受酷热，我摘下了腰痛专用的护腰带。当我试着像佩戴护腰带时那样收腹，竟然感觉腰部的疼痛减轻了，随后疼痛逐渐消失！我的这一亲身体验成了"消除疼痛的日常动作"的基础。

越痛越要立刻尝试

一般来说，当我们感到疼痛时，锻炼肌肉的"运动"会适得其反，不能去做。然而，本书介绍的"体态调整动作"越是在疼痛时才越能发挥出效果。

因此，越痛越要立刻尝试。

在运动的当下，您便能感受到疼痛缓解或消失。

在不断重复这些可以消除疼痛的动作后，您将迎来一个"没有任何疼痛的身体"。

尽管我的腰椎间盘至今仍处于受损状态，但是通过保护腰部的日常动作，疼痛已经消失了。我不仅克服了腰痛，还在了解如何缓解疼痛的同时学会了预防疼痛的方法，因此，我也不再对将来身体的疼痛感到不安和焦虑。

我认为，无论多大年纪都能正常生活、不用担心身体的疼痛随时可以出门，这些并不是十分容易的，我们应该感到十分幸福。在被称为"人生百年时代"的今天，一个没有任何疼痛的身体无疑是巨大的财富。我希望您也能够体会到从疼痛中解放出来的喜悦。

植森美绪

身体90%的疼痛源于"头前倾"体态

肩颈、腰部、膝盖的疼痛都始于"头前倾"体态

我们的身体为什么会疼痛呢？

引起身体疼痛和酸痛的根本原因在于"头部"。

成年人的头部重量约有6kg，大约相当于6瓶1升瓶装水的重量。

有些人可能知道这一点，但却缺乏对头部重量的真正感受。而缺乏实感，才正是陷阱所在。

关键在于巧妙支撑头部的动作！

比如，当我们走在结冰的路面上时，会有意识地缩小步幅以防摔倒；当我们知道要提起重物时，会有意识地用力收腹。

然而，在日常生活中，我们很难真正体会到头部的沉重感，从而在不知不觉中给身体带来了负担。

就好比我们的身体有疼痛与无痛之分一样，痛觉实际上是身体释放的信号，提示我们负担过重。只要通过练习后文中"巧妙支撑头部的动作"，您一定会惊讶于身体许多疼痛消失、身体也逐渐好转的效果。

在疼痛前进行休息也很重要

要想过上与疼痛无缘的日子，我们绝不能忽视"疲劳"。

肌肉负担过重会导致疲劳。疲劳不断积累后会表现为"乏力"或"酸痛"，严重时会转变成"疼痛"。

　　如果在肌肉虚弱的状态下持续负担过重，甚至会损伤关节和骨骼。要想从根本上消除疼痛，我们必须注意那些引起疲劳的动作。尤其是要避免长时间保持相同的姿势使肌肉处于固定状态，感到疲劳时就要及时休息，这是预防疼痛的关键。

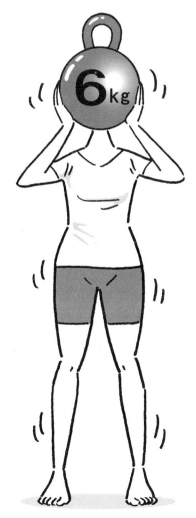

能够支持头部重量的站姿

能够支撑头部的站姿

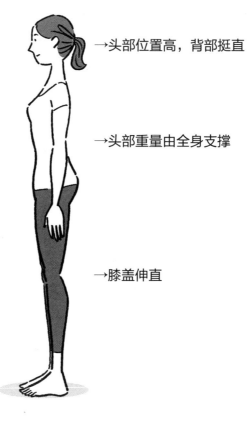

→头部位置高，背部挺直

→头部重量由全身支撑

→膝盖伸直

像测量身高时那样将头部位置抬高，重心也会随之升高，这样可以减轻关节的负担。

对身体而言，慵懒的站姿并不轻松

也许您会认为，慵懒的站姿会让身体更加轻松，但事实并非如此。

其实，姿势越随意，头部就会越向前倾，肩颈、腰部的负担也就越重。此时膝盖会自然弯曲，全身的重量都会压在弯曲的膝盖上。

结果不仅不会轻松，反而会产生"疼痛"。

慵懒的站姿

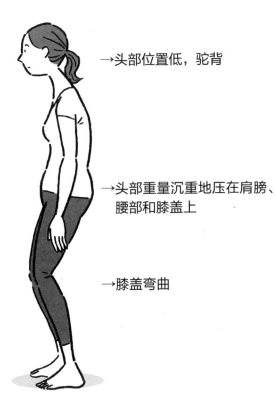

→头部位置低，驼背

→头部重量沉重地压在肩膀、腰部和膝盖上

→膝盖弯曲

上半身的姿势越随意，头部位置越低，重心也会随之降低，这样会增加下肢关节的负担。

坐着时、走路时、任何时候都一样

不仅是在站立时，坐着时、走路时、任何时候，我们都无法摆脱头部的沉重束缚。

疼痛的部位与疼痛程度因人而异，这是因为大家的动作姿势以及在日常动作中支撑头部的方式各有不同。

如果您感到身体酸痛或者疼痛，可以尝试改变下颌的角度，挺直背部，调整支撑头部的方式。

只需稍加注意，身体就能感到轻松。

消除疼痛的动作要点

要点

1　感到疲劳时，进行伸展、摆动动作

肌肉在疲劳时会变得僵硬，血液循环也会变得不顺畅，容易引起酸痛和疼痛。"伸展""摆动"动作能够促进血液循环，对于消除疲劳非常有效。

例 驾驶中遇到红灯停车时→左右摆动腰部

要点

2　在感到疼痛之前改变姿势

长时间保持同一姿势或动作，会导致特定部位负担过重，产生酸痛和疼痛。

感到疲劳时，变换为更加轻松的动作至关重要。

例 保持挺直的背部坐姿→托腮→放松→借助靠背向后坐

要点

3　感觉到疼痛时抬高头部位置

如果感觉身体某处酸痛或者疼痛，请立即尝试抬高头部位置。这样可以向上释放头部的重量，减轻身体的负担。

例 走路时膝盖疼痛→抬高头部位置后，上半身就可以支撑一部分身体的重量（减轻膝盖的负担）

要点

4 寻找舒适的重心位置

痛感较强的部位就是承受头部重量的部位。通过前后左右移动重心，找到没有痛感的重心位置。

例 腰部右侧疼痛→站立时将重心转移给左脚→感到疲劳时，再次转换重心

要点

5 收腹、用躯干支撑头部

有意识地收腹就能用躯干来支撑头部。即使在做需要头部前倾的动作时，腹部用力也可以保护我们的关节。

例 洗脸时不注意姿势→洗脸时收腹

要点

6 增加支撑点

为了支撑沉重的头部，我们可以增加身体的支撑点来减轻负担。具体来说，我们可以用手支撑、用拐杖支撑、用腹部支撑等。

例 穿鞋时弯腰半蹲→穿鞋时靠墙用臀部支撑

肩颈疼痛的原因与对策

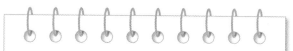

【主要原因】
工作时，长时间将手臂伸在前方
例如：长时间的伏案工作、使用手机等

【症状】
肩颈到背部僵硬、疼痛
眼睛疲劳、头痛、恶心

【特征】
促进血液循环可以得到改善

【推荐对策】
增加支撑点→第60页
拉伸→第67页
抬高头部位置→第93页

仅仅通过调整坐姿就能改善！

肩膀酸痛通常发生在长时间将手臂伸在前方工作的人群中。这是因为手臂向前伸时，头部往往会前倾。很多时候并不是驼背，或是坐姿特别不好，因此我们很难意识到坐姿与肩膀酸痛之间的关系。实际上，我们仅需在坐下时注意有效地支撑头部，肩膀酸痛就会得到显著改善。

肩关节结构复杂

肩关节由肱骨（上臂骨）、肩胛骨和锁骨这三根骨头组成，并由周围的肌肉和韧带支撑。由于其结构比其他关节复杂且不稳定，所以虽然可以进行大幅度的活动，但在不平衡的动作中容易引起肩膀酸痛。

餐桌上的坐姿

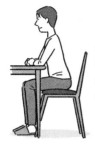

●靠背多为木质等硬质材料，因此要尽量避免完全靠上去
●双臂放在桌子上以支撑上半身
●不必过于伸展背部，保持挺直即可
●选择让自己感到舒适的姿势，向前坐、向后坐皆可

沙发上的坐姿

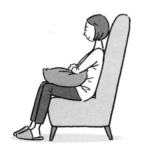

●在大腿上放一个靠垫，手臂放在靠垫上
　以支撑头部
●可以根据沙发的形状，将脚放在沙发上
●最好选择靠背较高，能够支撑到头部的
　沙发

办公桌上的坐姿

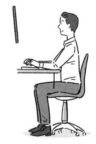

●将体重分担在脚底，双腿也可以支撑头
　部重量；时不时大幅度前倾或后仰身体
●计算机屏幕最好在身体正前方或略高的
　位置
●夹紧腋下，手臂靠近身体

颈部酸痛、五十肩是什么原因？

　　有时，肩膀酸痛是由颈部引起的，因此请大家尽量不要让颈部固定在同一个角度，感到酸痛时，请立即尝试前后移动下颌，将颈部调整到舒适的角度。颈部和肩膀是相连的，因此这样做也有助于预防肩膀酸痛。

　　至于五十肩，此症状不会持续一生，通过运动可以缓解，请大家保持乐观。虽然有一种观点认为"即使疼痛也要坚持运动"，但我认为，最好还是在不感到剧烈疼痛的范围内进行放松肌肉以及减轻肩颈、背部负担的动作。

腰痛的原因与对策

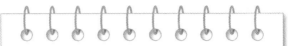

【主要原因】
以同一姿势持续处在腰部有负担的环境
或做给腰部造成负担的动作
例如：不贴合身体的椅子或操作台、做照护工作等

【症状】
感觉乏力、钝痛或者剧烈的锐痛等

【特征】
疼痛的位置或方式经常变化

【推荐对策】
增加支撑点→第40页
用腹部支撑→第79页
摆动腰部→第116页

腰痛治好了，肩颈和膝盖的疼痛也可以得到改善

腰部是人体的关键部位。如果腰部剧烈疼痛，我们的日常生活将会受到很大影响。

即使痛感不强烈，如果腰部感觉无力，我们也无法充分地支撑头部，最终可能引起肩颈酸痛，增加膝盖的负担。

即使没有腰痛，平时腰部容易疲劳的人也需要注意。

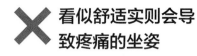

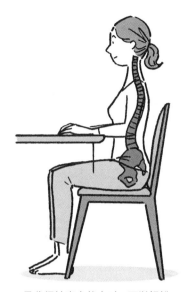	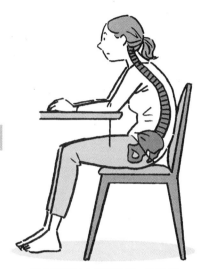
⭕ **不会引起疼痛且舒适的坐姿**	❌ **看似舒适实则会导致疼痛的坐姿**
骨盆保持直立状态时，可以轻松地支撑处在高处的头部。	骨盆后倾时会导致驼背，给背部造成负担。不过，为了不长时间保持同一姿势，我们偶尔也可以放松一下。

危险的弯腰动作

腰痛最常见的原因就是头部前倾和腰部弯曲，这样的姿势或动作，我称之为"弯腰"的姿势。大多数人闪到腰也是因为"弯腰"的姿势。

由于"弯腰"的姿势或动作所导致的"骨盆前倾"，也会引起腰部的疲劳和疼痛。有些人可能感觉自己的骨盆并没有明显的前倾，但只要胸部稍微向前挺起就会引起腰痛，这表明您可能已经有骨盆前倾的倾向了。

多多积累舒适的日常动作

当您感觉到腰痛时，不知不觉间膝盖也会开始疼痛，这种症状的变化并不罕见。

重要的是，倾听身体的声音，多做那些不痛且舒适的改善动作。

膝盖疼痛的原因与对策

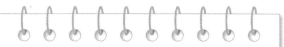

【主要原因】
上半身肌肉力量下降导致膝盖负担增加
例如：40岁以上，尤其是老年人群体多见

【症状】
站立、上下楼梯、长时间步行时感到疼痛

【特征】
有剧烈疼痛感，有时感到膝盖无力

【推荐对策】
增加支撑点→第80页
踢腿动作→第100页
抖腿→第101页

行走时不仅要依靠腿部力量，还要利用上半身的力量

要想保护膝盖，实际上需要用上半身的力量来支撑头部。上半身力量强壮与否，将直接影响行走时膝盖承受的重量。

例如，拿取高处的物品时，需要同时使用背部和腹部的肌肉，使上半身得以大幅度伸展。然而，在日常生活中，我们很少会进行这种手臂向上伸展的动作。因此，上半身的力量就会在不知不觉中衰退。

令人担忧的是，上半身肌肉力量下降还会增加未来"跌倒"的风险。

如果头部和腰部前屈，行走时我们很难大幅度向前迈步，从而导致步履不稳。这种情况下，为了安全起见，我们的前脚会先着地，缩小步幅，从而

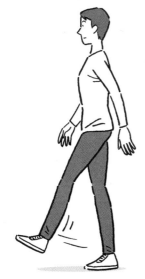

〇 上半身支撑头部，不将重心放在膝盖上

✕ 不利用上半身力量，负担会集中在膝盖上

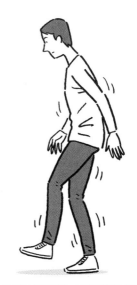

头部位置较高，上半身伸直，腰部位置也较高。这样一来重心较高，体重由上半身和腰部支撑，可以减轻膝盖的负担。

头部位置较低，背部弯曲导致腰部下沉。这样一来重心较低，体重会集中压在膝盖上。

导致腿部肌肉力量下降。老年人特有的"膝盖弯曲、小步伐蹭地拖步"就是这样形成的。

避免摔倒的风险

若步态拖沓，碰到小台阶也容易绊倒。因此，请注意有效利用上半身的力量来减轻膝盖的负担。否则，上半身的力量会不断衰退。因此在日常动作中，有意识地锻炼上半身的力量非常重要。

SOS剧痛应急用品

毛巾

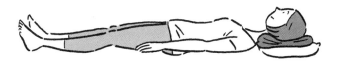

如果早上起床时感到肩颈酸痛，可以尝试用毛巾填充颈部后方的空隙，从而调节枕头的高度。如果腰部或膝盖疼痛，也可以尝试将毛巾折叠后垫在腰下或脚踝下方。

雨伞、拖把

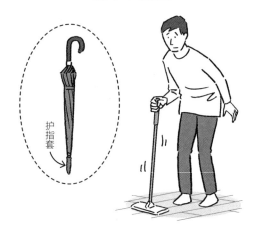

护指套

疼痛难忍时，可将雨伞、拖把用作在家中走动或起身时的拐杖替代品。不过，请大家注意，不要过度用力，以免将"拐杖"折断。还有，在雨伞的顶端套上两层小号护指套，可以增加防滑性并保护室内地板不被划伤。

腰痛用护腰带

穿戴护腰带能够固定疼痛部位，佩戴期间可以显著减轻疼痛。当腰痛影响到日常

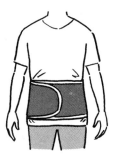

生活或者进行会给腰部造成负担的动作时使用效果更佳。但是，请注意不要习惯性地长时间使用护腰带，否则可能会导致躯干肌肉力量下降，腰痛容易复发。因此，请根据需要使用护腰带。

拐杖

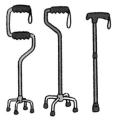

有些人可能觉得"用拐杖看起来像老年人"，显得老态，但在感到疼痛时我们不妨去使用拐杖。起初通过使用拐杖来减轻膝盖和

腰部的负担，慢慢地，我们也许就不再需要拐杖了。

\STOP!/
拖鞋、袜子

在铺有地毯或瓷砖地板的房间里，穿拖鞋和袜子容易滑倒，因此并不是理想的选择。因为脚趾无法用力，脚下会不自觉变得不稳，从而逐渐增加身体负担。仅仅通过停止使用它们，就有可能消除腰部或膝盖的疼痛。

背包

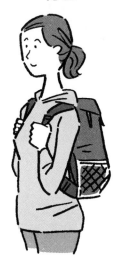

携带行李时，如果腰痛严重，推荐使用带有轮子的行李箱。当然，背包也能保持重心稳定，可以相对轻松地携带物品。关键是要尽量让背包紧贴身体，背在较高的位置。

防滑鞋、防滑袜

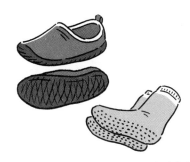

在育儿或进行照护工作等需要承担较多负担的活动中，比起室内拖鞋，更建议大家使用底部带有凹凸纹理的橡胶制防滑鞋。另外，防滑袜也是不错的选择。

如果您的身体是由鱼肉香肠制成的

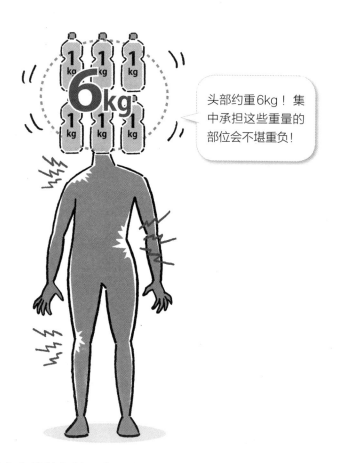

头部约重6kg！集中承担这些重量的部位会不堪重负！

只要全身能够保持平衡，就不会感到任何疼痛

下面，我们来看看头部的重量实际上是如何对身体造成负担的吧。或许您会感到奇怪"为什么是鱼肉香肠？"，因为这是最有画面感的例子，希望大家能够理解。

我们的头约有6kg，非常重。然而，如果能够通过保持全身平衡来巧妙地支撑头部，就不会导致负担过度集中，也就不会感到任何疼痛。

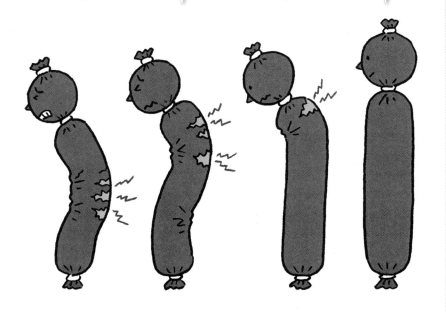

那么，当头部前倾时会怎么样呢？实际上，我们的头并不会掉落，身体也不会断裂，但如果是鱼肉香肠，就会发生"前倾→断裂"这一承受大负荷后的现象。

消除负担，就是消除疼痛

幸运的是，人的身体并不像鱼肉香肠那样脆弱。但请大家想象一下，即使是坚韧的钢丝，在持续承受大负担的情况下，也迟早会断裂。

要想避免这种情况的发生，请在感到疲劳之前，重新采用舒适的动作支撑头部。消除负担，就能消除疼痛。

目录
Contents

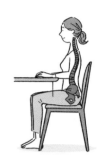

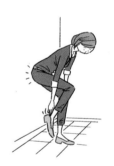
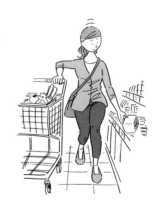

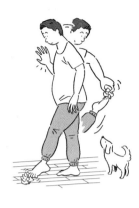

第3章　工作中消除疼痛的日常动作

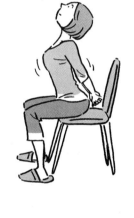

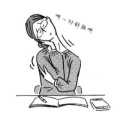

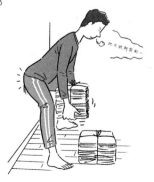

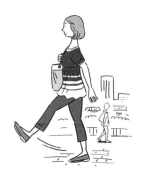

第4章　行动中消除疼痛的日常动作

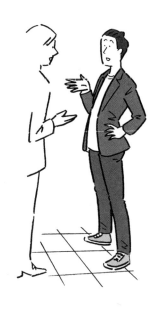

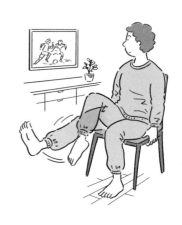

第5章　放松时消除疼痛的日常动作

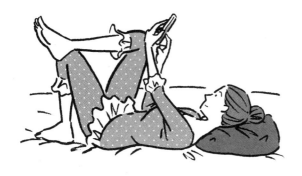

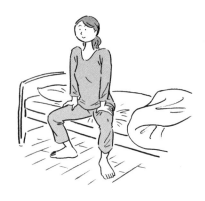

第6章　睡觉、起床时消除疼痛的日常动作

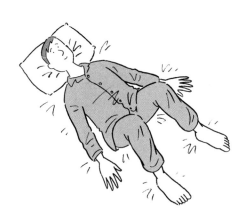

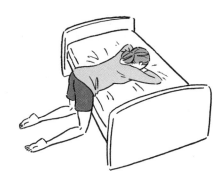

本书动作的选择与目的

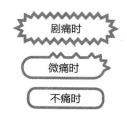

肩颈 **腰** 膝

- ●本书动作针对肩颈、腰部、膝盖的疼痛，分为三个部分。
- ●相应的部位文字会用黑色标示。

> 剧痛时

> 微痛时

> 不痛时

- ●我会按照疼痛程度的不同来为大家推荐合适的动作，但这些建议并非绝对。请大家选择能够缓解自己的疼痛或者让您感觉舒适的动作。
- ●做这些动作并没有时间和次数的限制。我建议大家，感觉不舒服时，可以不做；感觉状态良好时，可以积极进行。
- ●我列出了一天当中容易感到疼痛或者酸痛的情况，请大家优先尝试选择符合自己疼痛的情况。

注意事项

- ●如果某个动作让您感到生理上的不适或者疼痛加剧，请停止这一动作。
- ●每个人所处的环境、体形和疼痛程度均有不同，因此不必完全按照本书中描述的动作去做。关键不是做出与书中完全一致的动作，而是要"无痛地做动作"。
- ●如果静养后或者按照本书去做动作后，疼痛仍无法缓解，可能是内科疾病所致，请尽快咨询医生。

第1章

晨间

消除疼痛的日常动作

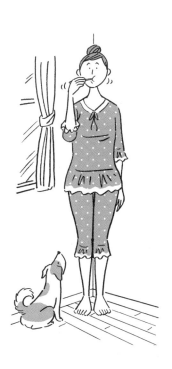

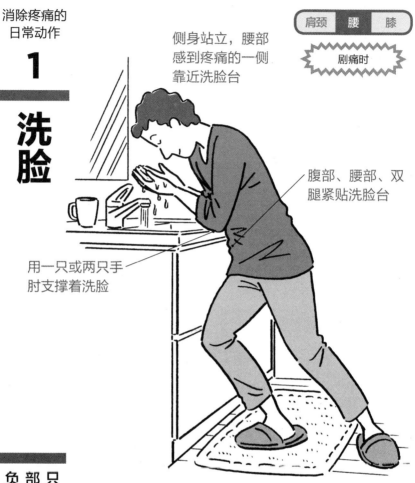

消除疼痛的
日常动作

1

洗脸

剧痛时

侧身站立，腰部
感到疼痛的一侧
靠近洗脸台

腹部、腰部、双
腿紧贴洗脸台

用一只或两只手
肘支撑着洗脸

消除疼痛的关键

将全身的重量压在洗脸台上

腰痛难忍时，请尽可能地靠近洗脸台并将体重压在上面，但不要勉强自己。注意稳定。

关键是用手肘稳稳地支撑住沉重的头部。

根据自己的体形和洗脸台的形状，找到适合自己的姿势。与其完全按照插图行动，不如优先考虑自己不会感到疼痛的姿势。

只要用全身的力量支撑头部，像洗脸这种给腰部造成负担的动作也能轻松应对

消除疼痛的关键

用厨房的水槽洗脸

一般来说，洗脸台的位置比较低，会给腰部和膝盖带来负担。而厨房的水槽会稍高一些，洗脸会更加轻松。此外，有些女性早上停止在卫生间的洗脸台洗头后，她们的慢性腰痛也逐渐消失了。

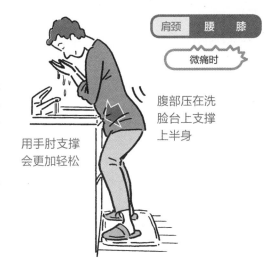

肩颈　腰　膝

微痛时

腹部压在洗脸台上支撑上半身

用手肘支撑会更加轻松

消除疼痛的关键

通过洗脸动作锻炼腿部和腰部力量

如果感觉吃力，请不要勉强自己，可以伸直膝盖降低强度。比起大幅度下沉腰部，更重要的是始终保持收腹。

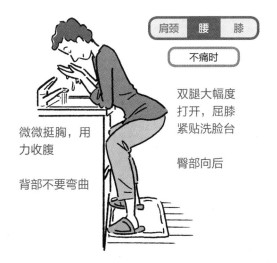

肩颈　腰　膝

不痛时

微微挺胸，用力收腹

背部不要弯曲

双腿大幅度打开，屈膝紧贴洗脸台

臀部向后

放弃洗脸，选择用热毛巾擦脸

洗脸动作容易导致腰部疼痛复发。如果实在疼痛难忍，我们可以放弃洗脸，选择用加热的热毛巾擦脸。

特别是闪到腰的当天，应优先保护腰部，避免日常的洗脸动作。

疼痛非常强烈时，切勿勉强，应以静养为主。

消除疼痛的
日常动作

2

刷牙

充分利用墙壁来支撑头部

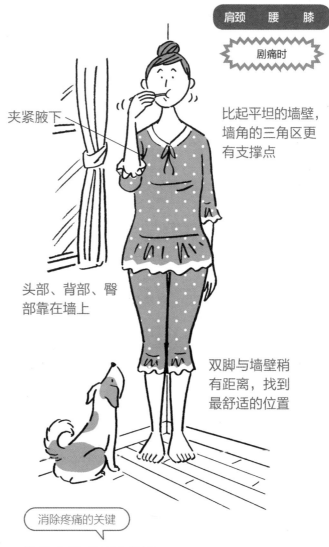

肩颈　腰　膝

剧痛时

夹紧腋下

比起平坦的墙壁，墙角的三角区更有支撑点

头部、背部、臀部靠在墙上

双脚与墙壁稍有距离，找到最舒适的位置

消除疼痛的关键

连站立都感到困难时！

在卫生间的角落等三角区域刷牙，会比靠在平坦墙壁上更容易支撑身体，也更轻松。

如果找不到合适的空间，可以将臀部靠在洗脸台上，用不拿牙刷的那只手撑在洗脸台或附近的墙上。请注意保持头部位置不要下沉。

消除疼痛的关键

头部不离开墙壁

肩颈 腰 膝

微痛时

如果觉得笔直站立太辛苦，可以试着让脚后跟离开墙壁。此时，臀部还需靠在墙上，选择个人更舒适的方式即可。

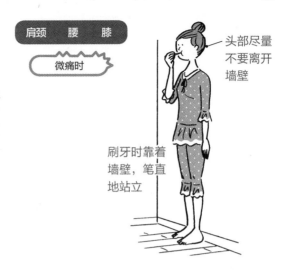

头部尽量不要离开墙壁

刷牙时靠着墙壁，笔直地站立

消除疼痛的关键

还能改善驼背、减少腹部赘肉

如果平时可以养成做这个动作的习惯，不仅可以改善体态，还能减少腹部赘肉。不过，如果这样做您会感到疲劳，那么只需笔直站立即可；有余力时，尽量保持收腹。

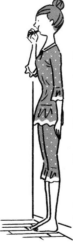

肩颈 腰 膝

不痛时

头部、后肩、脚后跟靠在墙上

空闲的手肘紧压墙壁，收紧腹部
※ 左右两侧交替进行

脚后跟离开墙壁会削减效果

有效利用刷牙时间

我自己在实践，也建议难以坚持运动的人可以利用刷牙的时间进行体态训练。比起特意进行锻炼，这样做更容易坚持下去。按照自己的节奏，一边靠墙一边刷牙吧。

这个方法虽然看起来非常简单，但却可以有效消除腰痛、肩膀酸痛、膝盖疼痛等症状，塑造年轻无痛的身体。

消除疼痛的
日常动作

3

换衣服

肩颈　腰　膝

剧痛时

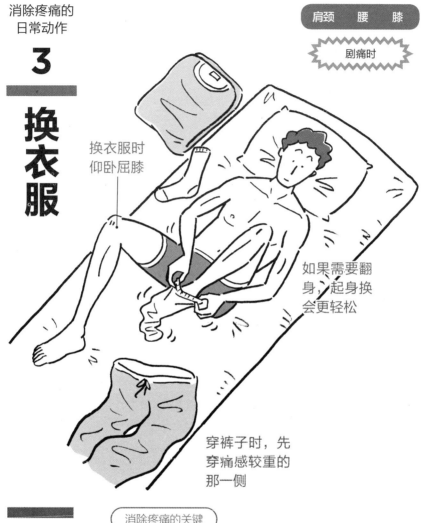

换衣服时
仰卧屈膝

如果需要翻
身，起身换
会更轻松

穿裤子时，先
穿痛感较重的
那一侧

躺着换衣服，更轻
松更迅速

消除疼痛的关键

穿袜子也不用担心

　　坐着或站着换衣服，会加大头部重量给腰部带来的负担，特别是换穿袜子时，躺在床上换会使腰部更加轻松。如果仰卧的姿势感到不舒服，可以将痛感较重的那一侧朝向天花板，侧卧换衣服。

　　在睡觉前，把换穿衣物准备好放在枕边也非常重要。

消除疼痛的关键

换衣服时倚靠墙壁，可以更加顺利

当您将头部、臀部靠在墙上，单脚站立时还是会感到疼痛，则最好坐在椅子上换衣服。

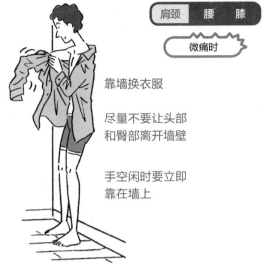

肩颈　**腰**　**膝**

微痛时

靠墙换衣服

尽量不要让头部和臀部离开墙壁

手空闲时要立即靠在墙上

消除疼痛的关键

使用有靠背的椅子

至于难穿的袜子或裤装类，最好不要坐在地上穿，坐在椅子上穿会更加轻松。没有靠背的椅子可以将其放在靠墙的位置，把墙当作靠背。

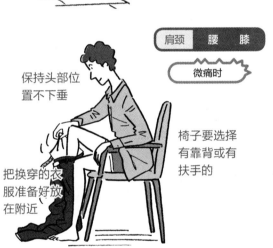

肩颈　**腰**　**膝**

微痛时

保持头部位置不下垂

椅子要选择有靠背或有扶手的

把换穿的衣服准备好放在附近

选择有弹性的衣物

我曾因为腰痛，换裤子变得十分困难，以至于出门前就已经疲惫不堪。因此，衣物是否有弹性会影响我们一天的开始，在腰痛时要选择有弹性的衣物。

令人感觉疼痛的动作会消耗我们的精力和体力。要想尽快康复，就请根据个人腰部和膝盖的状况选择合适的换衣动作。

消除疼痛的
日常动作

4

穿鞋

肩颈　腰　膝

剧痛时

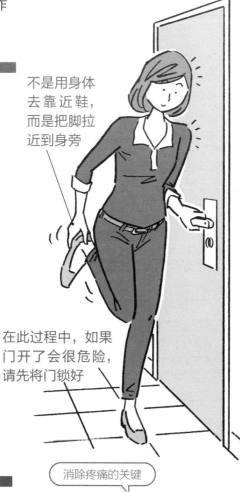

不是用身体
去靠近鞋，
而是把脚拉
近到身旁

头部或肩膀靠
在墙壁或门上
以作支撑

牢牢握住门把
手的根部

在此过程中，如果
门开了会很危险，
请先将门锁好

倚靠门把手或墙壁，
无须弯腰就能穿鞋

消除疼痛的关键

握住门把手，就像握住救生绳

　　请注意，腰部或膝盖不舒服时，蹲下穿鞋可能会导致
站不起来。

　　因此，在没有东西可以抓住借力的地方蹲下是非常危
险的。

　　散步时，如果捡起狗狗的粪便后却怎么也站不起来，
可以向陌生人求助。我曾有过这样的经历。

(消除疼痛的关键)

穿鞋这一动作会给腰部和膝盖造成很大负担

　　在进行像穿鞋这种会明确给腰部和膝盖造成很大负担的动作时，请务必注意保护我们的腰部和膝盖。

肩颈　**腰　膝**

微痛时

穿鞋时，可以将臀部靠在墙上

将上半身的重量转移给墙壁

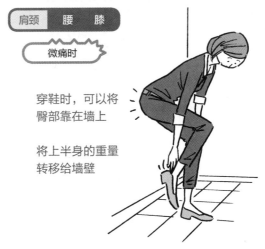

(消除疼痛的关键)

穿鞋时自然地用手支撑可以保护我们的腰部和膝盖

　　即使腰部和膝盖不痛，我穿鞋时也会用手扶墙或靠在墙壁上。这一动作也可以非常有效地预防腰痛和膝盖疼痛。

肩颈　**腰　膝**

不痛时

穿鞋时，可将手撑在墙壁或鞋柜上

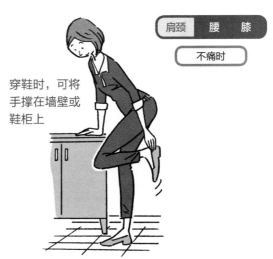

一个长柄鞋拔子会带来诸多便利

　　强烈建议腰部和膝盖易痛的人群准备一个长柄鞋拔子，这样不仅便于穿鞋，还可以用鞋拔子把鞋拉到身旁，不用弯腰，站着就能穿鞋。十元店里就有售卖长柄鞋拔子，请大家一定买来使用！

　　对于老年人来说，可以考虑通过安装扶手、在鞋柜旁放置椅子等方式来改善穿鞋方式。

睡觉时也要小心！注意 "头部的重量"

不少人都有"换了枕头就睡不着""睡眠质量不佳"的经历吧。

躺下时肩膀、腰部、膝盖的不适感会显著降低，但如果枕头不合适，也会给颈部带来负担。

我们细长的脖子要承受约6kg的头部重量，因此有些人因为枕头不合适而无法安眠也不奇怪。

枕头是用来支撑头部和颈部的，使用枕头的目的是减轻颈部的负担。

醒来时感觉颈部和肩膀酸痛的人，可以前后调整头部在枕头上的位置，或者用毛巾调节高度，甚至可以考虑不使用枕头，并比较一下哪种方式更加舒适。

当躺下时感觉"脖子很舒服"，那这就是最适合您的枕头使用方法。另外，不要忘记在睡觉时也要好好地用枕头支撑头部和颈部。

第2章

家务中

消除疼痛的日常动作

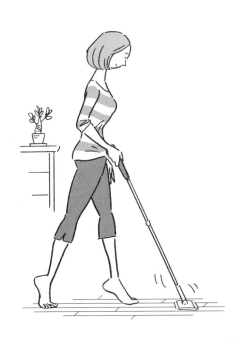

消除疼痛的
日常动作

5

摆放饭菜、碗筷与收拾餐桌

只需单手支撑在桌子上，安心又安全

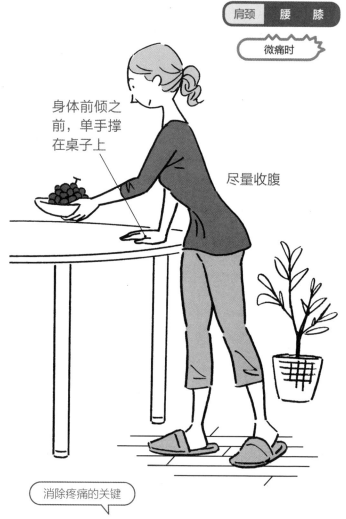

肩颈　腰　膝

微痛时

身体前倾之前，单手撑在桌子上

尽量收腹

消除疼痛的关键

不要掉以轻心，用手去支撑吧

即使只是感到轻微的疼痛或不适，大家也一定要在做前倾动作之前养成用手支撑的习惯。

克服疼痛所需要的无非就是这些日常动作的反复积累。

增加支撑点是保护关节的基本动作。任何物品，粗心对待它就会很快坏掉，珍惜使用才能保持长久，身体也是如此。

消除疼痛的关键

身体贴在桌子上

腰痛严重时，身体稍微前倾即可感受到头部重量对腰部产生的影响，因此我们需要垂直下蹲，并且手和腹部需要支撑在桌子上。

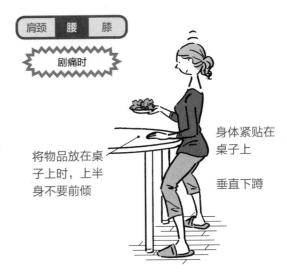

肩颈　腰　膝

剧痛时

身体紧贴在桌子上

垂直下蹲

将物品放在桌子上时，上半身不要前倾

消除疼痛的关键

通过给腹部施加压力来预防腰痛！

腹部收得越紧，就越能更好地保护我们腰部和膝盖的肌肉。不过，哪怕膝盖有一丝疼痛感，我们都应该避免单脚站立。

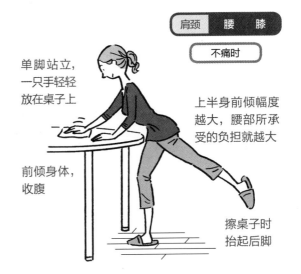

肩颈　腰　膝

不痛时

单脚站立，一只手轻轻放在桌子上

上半身前倾幅度越大，腰部所承受的负担就越大

前倾身体，收腹

擦桌子时抬起后脚

消除疼痛的
日常动作

| 肩颈 | 腰 | 膝 |

剧痛时

6

从冰箱取放物品

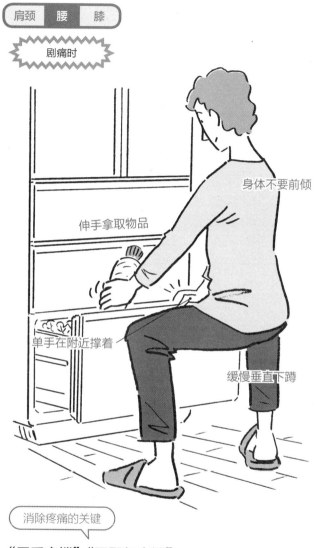

身体不要前倾

伸手拿取物品

单手在附近撑着

缓慢垂直下蹲

肌肉支撑

腰痛时，依靠腿部

消除疼痛的关键

"用手支撑""用臀部支撑"

因疼痛而无法弯腰时，我们应该用双腿去支撑头部重量，取放物品时垂直下蹲用臀部发力。

此外，也可以将臀部靠在墙壁或水槽上。

如果痛感非常强烈，无法伸手触及任何地方，果断放弃也是一种明智之举。静待时机再行动吧。

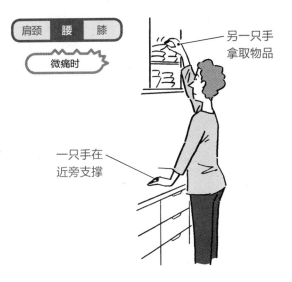

消除疼痛的关键

肩颈 **腰** 膝

微痛时

尽可能靠近橱柜

站立时双手向前伸出会伴随着上半身前倾，容易引起腰痛。腰部感到疲劳时，麻烦大家用单手去支撑，这样可以预防腰痛。

另一只手拿取物品

一只手在近旁支撑

注意此类动作！

风险极大！

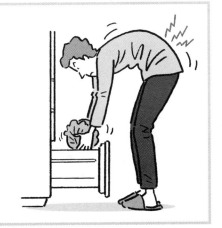

最需要注意的是弯腰拿东西时背部弯曲的动作。

因为此时，头部、上半身和物品的重量会一并压在腰上。

向前弯曲时腰部难以发力

拿起或举起物品时，无论物品的重量如何都要小心！

请回想一下学生时代的腰背部肌力测试。当腰背部弯曲时，我们会意外地发现腰背部几乎无法用力。在举重运动中运动员的腰背部也绝对不会弯曲。

归根结底，腰部在向前弯曲时难以发力，在挺直时更容易发力。

消除疼痛的
日常动作

7

洗碗

剧痛时

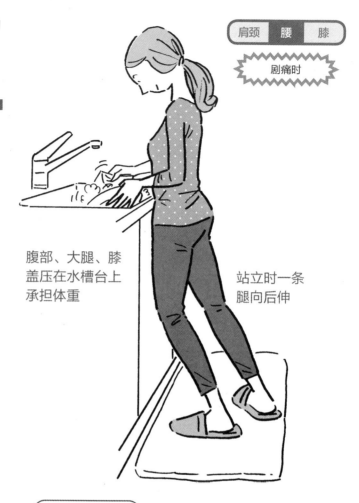

腹部、大腿、膝
盖压在水槽台上
承担体重

站立时一条
腿向后伸

将全身的重量交给橱柜

消除疼痛的关键

巧妙转移重心

　　根据橱柜的高度与个人的身高情况，可以选择不将腹部、大腿和膝盖全部靠在橱柜上。

　　长时间站立时，在感到疲劳前可以稍微挪动双脚。偶尔将双手撑在水槽上，向上拉伸身体来舒展腰部也是非常舒服的。

　　总之，要利用橱柜，让体重得以分散。

无痛站立的基础是分散体重

　　虽说只是在站立时将腹部靠在水槽台上，但这与普通站立相比，要轻松得多。调整体重承受的分布方式，尽量不要低头，只用眼睛向下看。

肩颈　腰　膝

微痛时

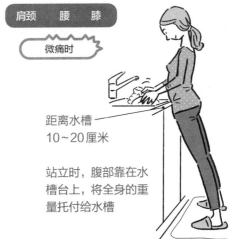

距离水槽
10～20厘米

站立时，腹部靠在水槽台上，将全身的重量托付给水槽

保护膝盖与腰部的深蹲动作

　　大腿靠在橱柜上进行支撑，因此这一深蹲动作对我们的膝关节也非常友好。适应后，可以逐渐增加下蹲的深度，但请大家注意不要勉强。

肩颈　腰　膝

不痛时

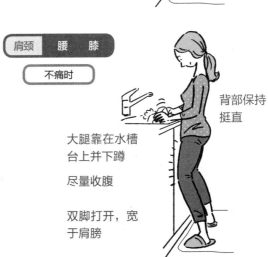

背部保持挺直

大腿靠在水槽台上并下蹲

尽量收腹

双脚打开，宽于肩膀

感到疼痛就不做运动会陷入恶性循环

　　深蹲动作会持续给下半身施加轻微负担，适合那些走路时膝盖和腰部易痛的人群。如果因为感到疼痛就不做运动，长时间不做运动就会导致关节活动受限，进而导致肌肉力量下降，陷入恶性循环。

　　虽说我们要避免强忍疼痛进行运动，但在无痛范围内适量施加负担进行运动也是非常重要的。

消除疼痛的
日常动作

8

拾起掉落的物品

肩颈　**腰**　膝

剧痛时

膝盖弯曲，从身体后侧拿取夹起来的物品

将手撑在墙壁或桌子上

用脚趾夹起物品

用脚趾夹取物品，并非偷懒，而是合理的选择

消除疼痛的关键

实用性胜过动作优雅！

　　用脚趾夹取物品不仅轻松，还能刺激脚趾，我个人非常推荐。腰部感到疲劳时大家也可以尝试这个方法。

　　此外，还可以用雨伞钩勾住物品来拾取，或用扫帚将物品集中到一处再一次性捡起，这样可以减少弯腰次数，保护我们的腰部。

消除疼痛的关键

一条腿向后抬起，减轻腰部和膝盖的负担

职业高尔夫球手会像拄着拐杖一样，用高尔夫球杆支撑着身体，同时向后抬起一条腿来捡球。这个动作对腰部和膝盖的负担较小，请大家务必尝试。

肩颈　**腰**　膝

不痛时

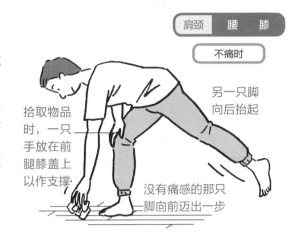

另一只脚向后抬起

拾取物品时，一只手放在前腿膝盖上以作支撑

没有痛感的那只脚向前迈出一步

消除疼痛的关键

拾取物品时，用腿而非用腰

依靠腿部力量下蹲拾取物品。

如果附近有可以支撑的物体，用它支撑比用大腿更加轻松。

肩颈　**腰**　膝

微痛时

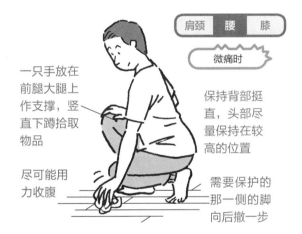

一只手放在前腿大腿上作支撑，竖直下蹲拾取物品

尽可能用力收腹

保持背部挺直，头部尽量保持在较高的位置

需要保护的那一侧的脚向后撤一步

全力保护腰部即可所向披靡！

当腰部感到疲劳时，随意弯腰拾取物品很容易闪到腰，需要大家格外注意。预防只要一瞬间，治疗却需无数时。

当腰部状态不佳时，基本原则是头部尽量不要前倾。拾取物品时要想保护腰部，下蹲时就请大家保持上半身像电线杆一样挺直，利用脚趾和大腿肌肉的力量来协助完成这一动作。

消除疼痛的
日常动作

9

打扫卫生

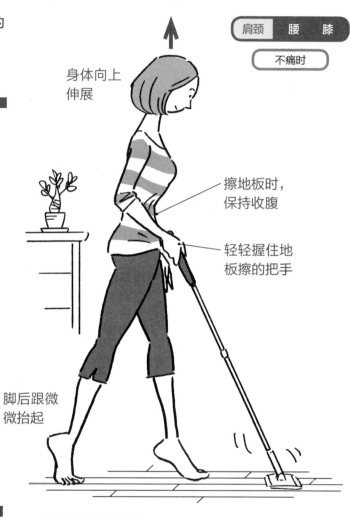

肩颈　腰　膝

不痛时

身体向上
伸展

擦地板时，
保持收腹

轻轻握住地
板擦的把手

脚后跟微
微抬起

身体向上伸展，打扫
更加轻松

消除疼痛的关键

打扫时间，练出腹肌

在没有疼痛的情况下，这是一个非常值得去做的动作。

俯身清扫地板时，不可避免地会给腰部带来负担。

因此，请让身体向上伸展，并保持收腹。

这样就像佩戴了护腰带一样，可以收紧、保护腰部及其周围，并增强保护腰部的肌肉力量。

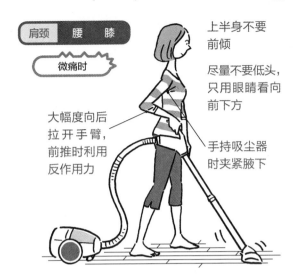

消除疼痛的关键

使用吸尘器时把自己想象成电线杆

请想象自己是一根电线杆在使用吸尘器。手臂不要向前使劲，利用向后拉的反作用力推动吸尘头向前移动，这是保护腰部和膝盖的诀窍。

肩颈　**腰**　膝

微痛时

上半身不要前倾

尽量不要低头，只用眼睛看向前下方

大幅度向后拉开手臂，前推时利用反作用力

手持吸尘器时夹紧腋下

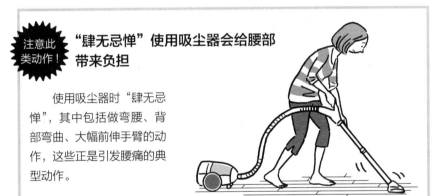

注意此类动作！

"肆无忌惮"使用吸尘器会给腰部带来负担

使用吸尘器时"肆无忌惮"，其中包括做弯腰、背部弯曲、大幅前伸手臂的动作，这些正是引发腰痛的典型动作。

罪魁祸首就在我们身边

我曾问过一个苦于腰痛的人，什么时候会感到腰部的痛感特别强烈，她立即回答道："使用吸尘器后。"虽然她已经隐约意识到了她的吸尘动作可能存在问题，但毕竟早就习惯了这一动作，因此并没有将其与腰痛联系起来。

因此，我们没能察觉出引起疼痛的潜在原因就是从出生起就长在我们身上的头部，这也无可厚非。

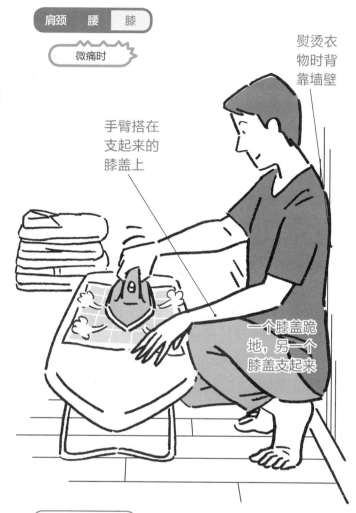

消除疼痛的
日常动作

10

肩颈　腰　**膝**

微痛时

熨烫衣物

手臂搭在
支起来的
膝盖上

熨烫衣
物时背
靠墙壁

一个膝盖跪
地，另一个
膝盖支起来

熨烫衣物时背靠墙壁，
很轻松

消除疼痛的关键

尽量避免坐在地板上熨烫衣物

坐在地板上熨烫衣物会给身体带来很大负担。如果不得不坐在地板上熨烫，请支起一只膝盖，腰部和背部紧贴墙壁以作支撑，减轻肩颈和腰部的负担。

膝盖不好的人，不建议做这个动作，请选择坐在椅子上或者站着熨烫衣物。

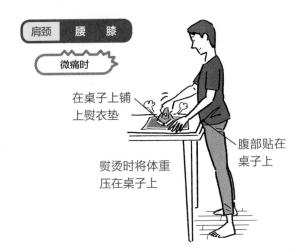

消除疼痛的关键

肩颈 **腰** 膝

微痛时

熨烫时要**寻找支撑**

　　如果不使用桌子，而使用有一定高度的熨衣台，就无法将体重压在上面。因此，请参考第54页，熨烫衣物时将背部或臀部靠在墙壁上。

在桌子上铺上熨衣垫

腹部贴在桌子上

熨烫时将体重压在桌子上

注意此类动作！

熨烫结束后，扭一扭腰吧

　　日常工作中我们的身体多处于前倾状态，因此感觉向后拉伸的动作很舒服。这个动作，在短暂的空闲时间里就能做。因此，大家多去做一做让身体感到舒适的动作吧！

缓慢、舒适地拉伸5秒

骨盆前倾、有痛感的人不要做这个动作

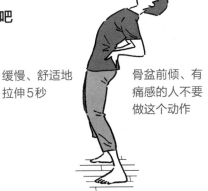

终极目标：零坐姿熨烫

　　熨烫时，关键在于如何分散腰部的负担。洗衣店的员工之所以站着熨烫衣物，是因为这样一来双脚可以自由活动，腰部也不容易感到疲劳。

　　现在市面上还售有挂在衣架上就能熨烫衣物的挂烫机以及具有去皱效果的柔顺剂，希望大家能够利用这些工具，尽量减少坐着熨烫的频率。

消除疼痛的
日常动作

11

购物

肩颈 | 腰 | 膝

剧痛时

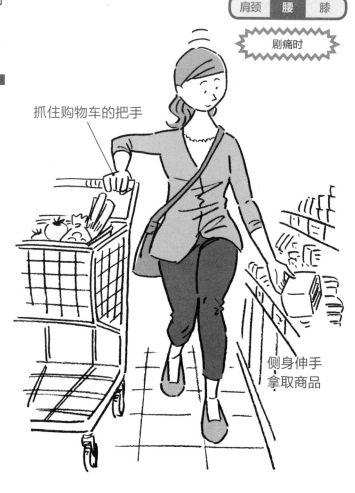

抓住购物车的把手

侧身伸手
拿取商品

想要的商品

侧身可以轻松拿到

消除疼痛的关键

即使少量购物，也要使用购物车

手伸向身体前方，身体也会向前倾斜。这个动作可能会在瞬间加剧腰部疼痛。

抓住购物车的把手来支撑身体，侧身伸出手臂，这样可以避免上半身向前倾斜。至于货架下排的商品，我们可以保持侧身姿势，前后岔开双脚，直接蹲下拿取商品。

消除疼痛的关键

伸手拿取物品的瞬间是关键

　　像夹靠垫那样将购物篮夹在身体和货架之间，您会惊讶地发现，伸手拿取物品时腰部不会感到疼痛了，就连高处的物品也能轻松取到。

肩颈 腰 膝

剧痛时

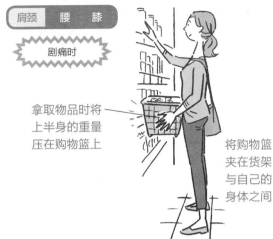

拿取物品时将上半身的重量压在购物篮上

将购物篮夹在货架与自己的身体之间

消除疼痛的关键

超市是改善体态的健身房

　　可能遇到熟人的当地超市，是塑造良好体态的理想场所，毕竟谁不期望被熟人看到时是挺拔的状态呢？当维持收腹状态感到疲劳时，也可以适当放松，只要保持背部挺直即可。

肩颈 腰 膝

不痛时

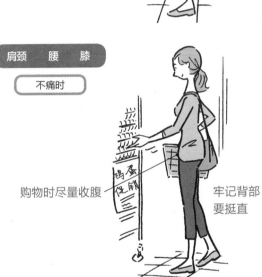

购物时尽量收腹

牢记背部要挺直

背部挺直后，心情也会变好

　　随着脑科学和心理学研究的发展，"人的行为会影响自身的精神状态"这一原理已被证实。例如，背部挺直会振奋精神，而背部弯曲精神则会趋向萎靡，这些都经过了实验证明。

　　因此，挺直背部这一动作值得我们有意识地将其融入自己的生活中。但请注意，并不是说要时刻保持背部挺直，避免引起过度疲劳。

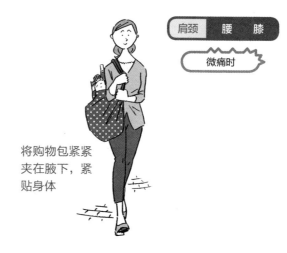

消除疼痛的关键

购物包紧贴身体，就像身体的一部分

购物包离身体越远，腰部就越费力。伸出手臂携带购物包时，手不要放在前方，而是一直放在身侧或者臀部附近，这样会更加轻松。

肩颈　**腰**　膝

微痛时

将购物包紧紧夹在腋下，紧贴身体

消除疼痛的关键

依靠核心力量，携带难以抱住的快递箱

长时间携带或反复搬运快递箱时，比起抱在胸前，将其放在头顶或肩膀上会更加轻松。

放下快递箱时，身体也不要前倾，直接垂直放下。

肩颈　**腰**　膝

微痛时

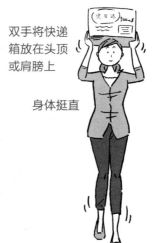

双手将快递箱放在头顶或肩膀上

身体挺直

携带方式不正确，关节"留下两行泪"

携带包裹时避免身体向前倾，这样可以减小购物时给关节带来的负担，这一点非常重要。

推荐使用四轮行李箱、背包和腰包等。使用行李箱时应尽量将其靠近身体；使用背包和腰包时应调节肩带，确保其紧贴身体。

第3章

工作中

消除疼痛的日常动作

工作？

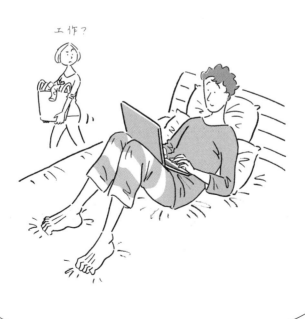

消除疼痛的
日常动作

肩颈　腰　**膝**

剧痛时

12

伏案工作

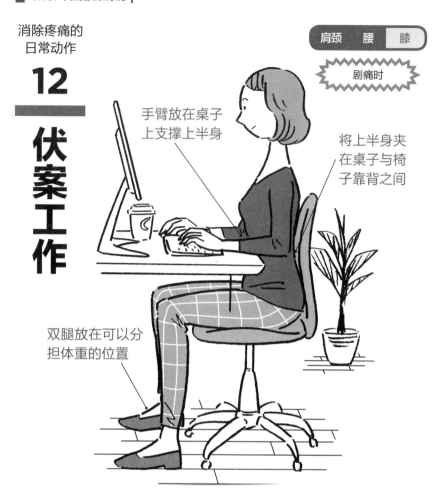

手臂放在桌子
上支撑上半身

将上半身夹
在桌子与椅
子靠背之间

双腿放在可以分
担体重的位置

桌椅夹住身体，头部
更加稳定

消除疼痛的关键

被包围的安心感！

坐姿的要点是：

①增加支撑点，抬高头部位置；

②不要长时间保持同一姿势；

③双腿也要去支撑。

如果椅子坐着特别不舒服，不妨果断换一把，或者使
用坐垫等。

"跷二郎腿不好"是误解！

有些人可能认为"跷二郎腿=骨盆歪斜"，但实际上，总跷同一侧的腿才不好。只要能够缓解疼痛，交换跷二郎腿也没有什么问题。

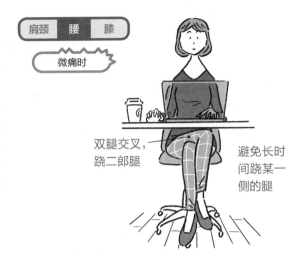

肩颈　腰　膝

微痛时

双腿交叉，跷二郎腿

避免长时间跷某一侧的腿

起身离开椅子时

起身时，我们可以借助扶手或者桌子支撑着站起来。如果没有支撑物，也可以将手撑在椅座上或者大腿根部，或是前后岔开双脚来帮助起身。

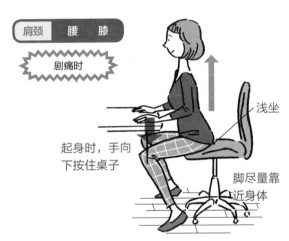

肩颈　腰　膝

剧痛时

起身时，手向下按住桌子

浅坐

脚尽量靠近身体

享受轻松坐姿，告别肩酸腰痛！

虽然在疼痛时应该尽量避免久坐，但有时确实在所难免。

工作、吃饭、在地铁上、上厕所等，我们可以按情况来选择更加轻松的坐姿。

比如，不跷二郎腿，而是轻轻收缩臀部一侧肌肉，或者用手托住脸颊支撑头部等，请大家多多尝试各种方法。多做这些舒适的动作，会带来意想不到的效果。

消除疼痛的
日常动作

13

恢复活力

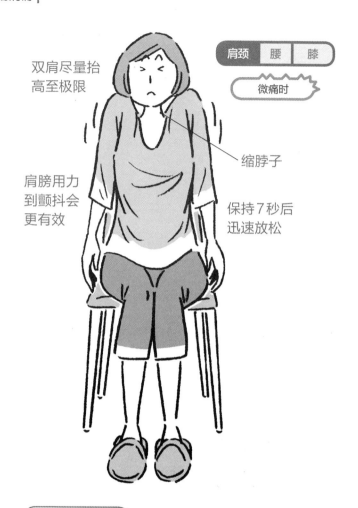

双肩尽量抬
高至极限

肩膀用力
到颤抖会
更有效

肩颈　腰　膝

微痛时

缩脖子

保持7秒后
迅速放松

促进血液循环，疲劳一扫而空

消除疼痛的关键

动起来，消除肩膀疲劳

　　重新审视我们的日常动作与体态，可以显著减轻肩颈的负担。但如果您的工作是以伏案为主，肩颈难免会积聚疲劳。

　　与其静静等待肌肉自己缓解酸痛，不如积极运动，促进血液循环，这样可以更快地舒缓疲劳。感到疲劳时，请大家尽快主动采取行动。

消除疼痛的关键

不仅能缓解酸痛，还有助于改善驼背！

如果感到颈部和背部向前牵引产生疼痛，大家可以通过向后仰的动作促进血液循环，缓解疲劳。

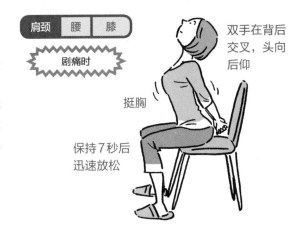

肩颈 腰 膝

剧痛时

双手在背后交叉，头向后仰

挺胸

保持7秒后迅速放松

消除疼痛的关键

收腹，矫正骨盆前倾

骨盆前倾的人在拉伸时，腰部容易感到疼痛，因此需要用力收腹。颈部不适的人，做这个动作时应保持目视前方。

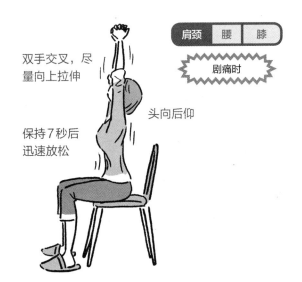

双手交叉，尽量向上拉伸

头向后仰

保持7秒后迅速放松

肩颈 腰 膝

剧痛时

促进血液循环，调节身体状态

按摩肩颈之所以能带来舒适感，是因为它可以促进因疲劳而僵硬的肌肉的血液循环。接受别人给我们的按摩固然舒服，但并非随时随地都可实现。日常动作的好处在于您可以随时独自完成。大家快去试试那些对自己有益的动作吧！找到让自己感到舒适的动作，并将其融入我们的日常生活中，来调节自己的身体状态吧。

63

消除疼痛的
日常动作

14

抬起重物

微痛时

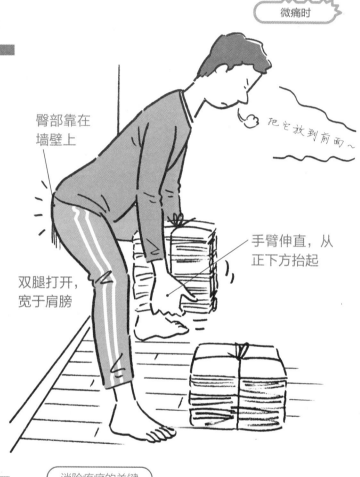

臀部靠在
墙壁上

把它放到前面~

手臂伸直，从
正下方抬起

双腿打开，
宽于肩膀

体重

臀部靠墙，分散

消除疼痛的关键

不要只使用腰部力量举起物品

当腰部状态不佳时，抬起重物或者将人举起都容易导致腰痛加重，甚至严重到无法行走。我们一定要避免此类动作，并需要考虑是否真的需要立即做这个动作。

如果在照顾孩子不得不将其抱起时，应尽量把腰部的负担降至最低。

消除疼痛的关键

以单膝跪地的姿势一口气站起来

抬起重物时，手臂搭在支起来的膝盖上以作支撑。重点是手臂、双腿、腹部同时发力，一口气站起来。而且，在容易打滑的地方一定要脱掉袜子。

肩颈　**腰**　膝

微痛时

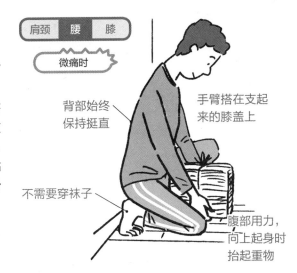

背部始终保持挺直

手臂搭在支起来的膝盖上

不需要穿袜子

腹部用力，向上起身时抬起重物

注意此类动作！ **腰痛时不要尝试抬起重物或将人举起**

正确的抬起方法
一般情况下，这种抬起方法是正确的，但在腰痛时也可能会加重腰痛。

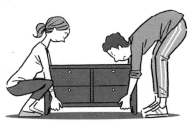

错误的抬起方法
这种抬起方法是绝对要避免的。尤其是在抬起较轻物品时，我们容易犯这种错误，请大家注意！

通过日常动作预防腰痛

在照护工作中，有不少人因为腰痛而离职。而在理发店，因腰痛而离职的理发师却比以前少了很多。据说是因为理发师可以坐在圆凳上进行理发了，并且研发出了无须弯腰的洗发台。这表明，要想预防腰痛，采取各种手段来减少腰部的负担至关重要。

消除疼痛的
日常动作

15

参加会议

肩颈　腰　**膝**

剧痛时

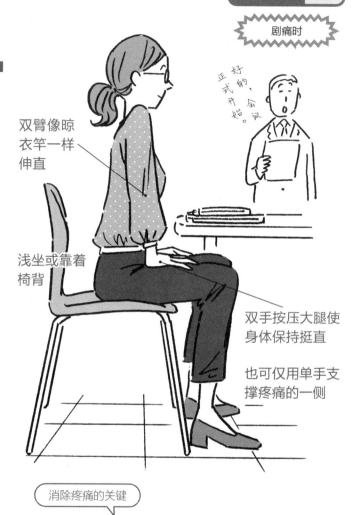

双臂像晾
衣竿一样
伸直

浅坐或靠着
椅背

双手按压大腿使
身体保持挺直

也可仅用单手支
撑疼痛的一侧

正式的，会议，好的，开始。

双臂像晾衣竿一样伸直以支撑身体

消除疼痛的关键

坚决不能低头！

双手放在大腿上，双臂像晾衣竿一样伸直，以支撑头部的重量。

靠着椅背坐、浅坐，或者小臂贴着桌子，我们可以通过变化支撑位置来应对会议。

这个动作也推荐给肩颈容易感到酸痛的人。

(消除疼痛的关键)

以思考般的姿势拉伸肩颈

颈部倒向斜前方，下颌内收，强力拉伸颈部后侧。而后缓慢仰起颈部，此时感到舒服的地方通常就是疲劳累积的部位。

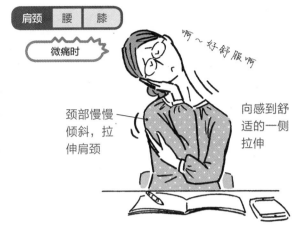

肩颈	腰	膝

微痛时

啊~好舒服啊

颈部慢慢倾斜，拉伸肩颈

向感到舒适的一侧拉伸

(消除疼痛的关键)

通过肌肉训练，打造无痛身体

背部挺直并保持收腹，这一动作虽然看起来不起眼，但却是打造年轻体态与无痛身体的最佳肌肉训练。

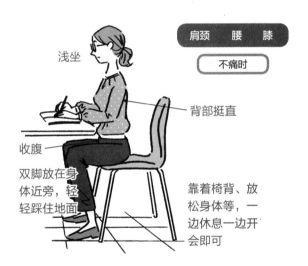

浅坐

肩颈	腰	膝

不痛时

背部挺直

收腹

双脚放在身体近旁，轻轻踩住地面

靠着椅背、放松身体等，一边休息一边开会即可

难以置信，越放松越感到疲劳

坐着时如果因为疲劳而弯腰驼背，我们的头部就会前倾，这样只会增加疲劳。本想放松一下，反而使身体更加疲劳。

仅仅通过调整坐姿，就可以改变肩颈、腰部承受的负担与身体的疲劳程度。

坐着时双脚放在身体近旁并轻轻踩住地面，这一姿势有利于双腿去支撑头部的重量，可以显著减轻疲劳。

消除疼痛的
日常动作

16

居家办公

肩颈　腰　**膝**

剧痛时

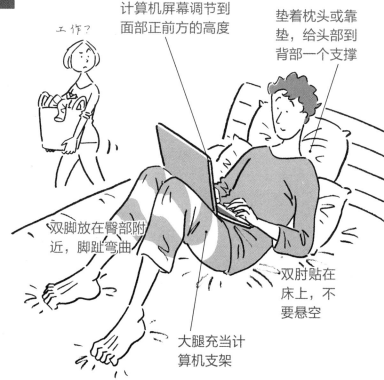

工作？

计算机屏幕调节到面部正前方的高度

垫着枕头或靠垫，给头部到背部一个支撑

双脚放在臀部附近，脚趾弯曲

双肘贴在床上，不要悬空

大腿充当计算机支架

震惊！长时间使用计算机也不会感到疲劳

消除疼痛的关键

使用计算机的技巧，居家办公限定

以上动作我平时也在做，并且推荐大家在无痛时也可以去做。

脚趾弯曲可以增加脚的稳定性，不易滑动。大家也可以伸展脚趾或调整脚的位置，随时变换姿势。

另外，双肘悬空会导致手臂、肩膀的疲劳，请大家格外注意。

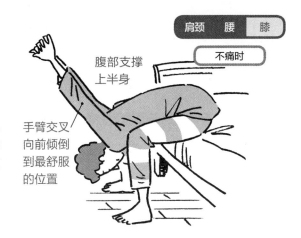

消除疼痛的关键

腰部、肩颈都能得到很好的拉伸

居家办公时，我们的行动受限，身体容易产生酸痛。如果感到上半身难以向下倾倒，可以尝试在腹部夹一个枕头或靠垫。

肩颈　腰　**膝**

不痛时

腹部支撑上半身

手臂交叉向前倾倒到最舒服的位置

消除疼痛的关键

工作间隙，稍微摇摆一下

如果单独摆动腰部感到困难，可以试着连同肩膀一起左右摇摆。此时，不要盯着计算机屏幕，闭上眼睛会倍感舒适。

肩颈　**腰**　膝

微痛时

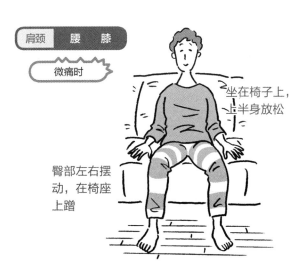

坐在椅子上，上半身放松

臀部左右摆动，在椅座上蹭

为抖腿平反！

小时候，家长有没有跟你说过"不许抖腿，这很不礼貌"这样的话？

然而，近年来研究发现，抖腿可以促进组织再生，治疗膝关节、髋关节的退行性病变。其促进血液循环的效果甚至超过拉伸，因此大家可以在闲暇时间"积极抖腿"。

消除疼痛的
日常动作

17

鞠躬

用手来尽显礼仪

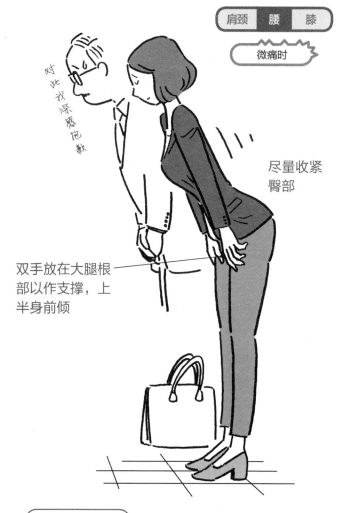

时比敬深处抱歉

尽量收紧
臀部

双手放在大腿根
部以作支撑，上
半身前倾

消除疼痛的关键

鞠躬幅度小一些

　　哪怕腰部只有些许的疲劳或疼痛，也请大家避免大幅度地鞠躬。即使鞠躬的幅度较小，只要鞠躬的时间比对方长，便不会显得失礼。

　　臀部最好可以靠在某处，或者双手不经意地撑在桌子上，这样可以大大减轻腰部负担。

避免疼痛的权宜之计

上半身稍微前倾就会引起剧烈疼痛时，请大家考虑放弃鞠躬动作，以恢复腰部的健康为主吧。

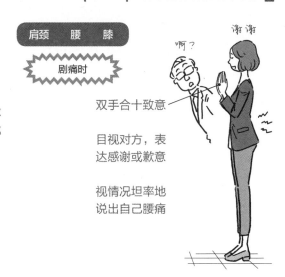

肩颈　腰　膝

剧痛时

双手合十致意

目视对方，表达感谢或歉意

视情况坦率地说出自己腰痛

保护腰部的鞠躬方法

无论鞠躬的幅度如何，请大家尝试养成鞠躬时收腹的习惯。

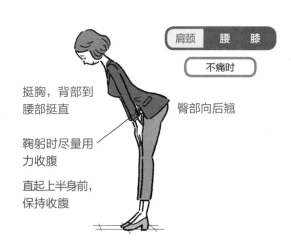

肩颈　腰　膝

不痛时

挺胸，背部到腰部挺直

臀部向后翘

鞠躬时尽量用力收腹

直起上半身前，保持收腹

使用不常见的鞠躬方式，其中的原因是？

您见过服务业中双手交叠放在腹前、上半身不动、下颌收紧说"欢迎光临"的鞠躬方式吗？我猜测这是为了预防腰痛。

即使是小幅度鞠躬，每天多次重复也对腰部不好。我希望这种新形式的鞠躬方式能够普及开来。

腰痛时倾心推荐"敲臀法"

在缓解肩膀酸痛及腰痛的研讨会上，我经常让与会人员检查自身的体态问题。

特别要强调的是尽量将背部挺直的方法。即使您自认为背部已经挺直，有时也会存在一些前倾、后仰，甚至完全没有伸展开的情况。

如果在生活中，我们从不以最大限度伸展背部，那么用于伸展背部的肌肉就会衰退，承担起头部重量的肌肉与关节的负担也会加重。

如果您也存在上述情况，建议您每天至少一次，将头部、背部靠在墙上，双手交叉向上拉伸。我每天早上起床后都会进行这样的拉伸。

此外，当您感到腰痛时可以尝试侧卧，用按摩锤敲打臀部两侧。通过缓解臀部的疲劳与酸痛，腰痛也可以得到减轻。如果没有按摩锤，也可以用拳头敲打臀部两侧。

第4章

行动中

消除疼痛的日常动作

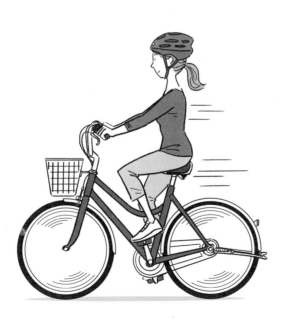

消除疼痛的
日常动作

18

在家中行动

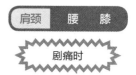

肩颈　　腰　膝

剧痛时

利用手臂力量
将身体向前拉

像手上有吸盘一样

双手放在前面

紧急状况下，用双手的
力量匍匐前进

消除疼痛的关键

站不起来时的行动方法

在家站不起来时，不要勉强自己起身站立，更推荐大家匍匐前进，移动到有抓手的地方。

此外，连走路都感到痛苦时，如果是木地板可以在身体下铺上浴巾；地毯可以在身下铺上塑料布或塑料袋，这样更方便我们行动。

消除疼痛的关键

肩颈　　**腰**　　膝

微痛时

利用墙壁、桌子、雨伞等作支撑

　　虽不至于匍匐前进，但实在疼痛难忍时，推荐大家使用这个方法。借助墙壁、桌子以作支撑，有时甚至可以用雨伞代替拐杖，这样走起路来会轻松很多。

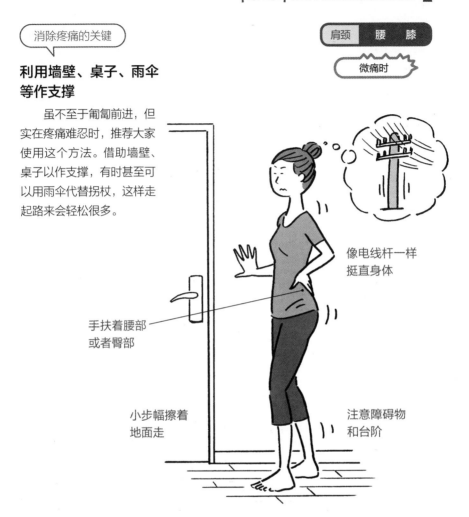

像电线杆一样挺直身体

手扶着腰部或者臀部

小步幅擦着地面走

注意障碍物和台阶

剧痛无法动弹！闪到腰的应对方法

　　曾经有一位朋友因为腰痛疼得站不起来，走投无路便打电话向我求助。我建议他首先要保证绝对静养，并尽量以自己感到舒服的姿势躺下。

　　只要不逞强，剧烈的腰痛通常在1到3天内就会得到明显缓解。而在剧痛减轻后，大家也要避免过度休息。

　　按照本书的动作呵护腰部的同时，也要保证用最短的时间恢复健康。

消除疼痛的
日常动作

19

外出的站姿

肩颈　腰　膝

剧痛时

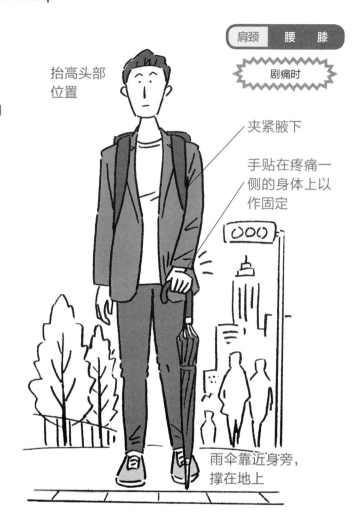

抬高头部
位置

夹紧腋下

手贴在疼痛一
侧的身体上以
作固定

雨伞靠近身旁，
撑在地上

雨伞是我们的第三条腿，分散身体的重量

消除疼痛的关键

雨伞是我们可靠的伙伴

　　不要将体重压在雨伞上。把雨伞想象成防止身体前倾、辅助双脚支撑的拐杖。手臂一定要贴在身体上，雨伞放在身体周围感到最舒适的位置。

　　另外，请大家一定要注意防止雨伞打滑。

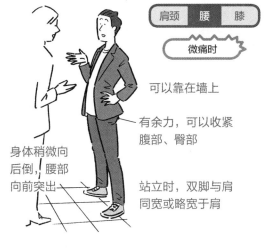

微痛时

消除疼痛的关键

意外地不会被人察觉

　　身体稍微向后倒，腰部向前突出。这个动作不仅在腰痛时可以做，腰部感到疲劳时也要经常去做，这对于预防腰痛大有裨益。

身体稍微向后倒，腰部向前突出

可以靠在墙上

有余力，可以收紧腹部、臀部

站立时，双脚与肩同宽或略宽于肩

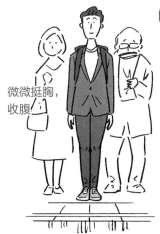

消除疼痛的关键

在无痛时锻炼

　　等人或等公交、地铁时是一个绝佳的机会！可以充分锻炼支撑头部的肌肉力量。

肩颈　腰　膝

不痛时

微微挺胸，收腹

想象背后有一面墙，保持身体挺直

夹紧臀部与双腿内侧

能够坚持30年是有原因的

　　站立时身体挺直、向内侧收紧的动作，我在等红绿灯或乘电梯时经常做，而且已经坚持了30年。这样不仅能消除疼痛，还能改善身形。

　　此外，夹紧臀部可以预防、改善漏尿，夹紧大腿内侧有助于预防、改善O型腿。

　　我强烈推荐这个动作。希望您从今天开始就能在不感觉疼痛的范围内进行锻炼。

消除疼痛的
日常动作

20

外出步行

肩颈 腰 **膝**

微痛时

如果感到膝盖或
腰部疼痛请不要
做这个动作

背部挺直，视线
抬高

可以间歇性休息

有痛感的那
条腿向前迈
步时踢腿

步行时踢腿，踢走膝盖的疼痛

消除疼痛的关键

边走边缓解膝盖疼痛

做这个动作时，想象把膝关节以下的部分甩出去。通
过制造骨头之间的空隙来放松关节。

如果您做这个动作感到困难，可以像本书第100页示
范的那样通过坐着连续踢腿来掌握这个动作。步行时踢腿
只是一瞬间的动作，因此不会被人察觉。

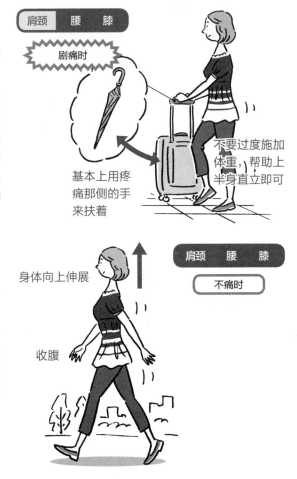

剧痛时

基本上用疼痛那侧的手来扶着

不要过度施加体重，帮助上半身直立即可

肩颈 腰 膝

不痛时

身体向上伸展

收腹

消除疼痛的关键

走路时撑着雨伞或行李箱

行李箱或雨伞可以帮助我们支撑腰部和膝盖。但是，颠簸路面和砾石路面是行李箱的"敌人"，会对我们的腰部造成影响。因此，选择平坦的道路非常重要。

消除疼痛的关键

打造无痛身体的步行方法

增加收腹的强度与时间，可以锻炼像护腰带般紧束和保护我们腰部周围的肌肉。即使间歇性地去做也很有效。

当场消除骨盆前倾引起的腰痛

某位女演员被腰痛困扰长达数十年，在一次杂志工作中接受了我的动作指导。

当她背靠墙壁时，我发现她存在明显的骨盆前倾，但她自己并没有意识到，还以为自己是在挺胸改善体态。

于是，我让她练习收腹并调整骨盆，填补腰部与墙壁之间的空隙，结果她的腰痛当场消失了。她惊讶地表示："原来腰痛并不是好不了的慢性病啊！"

消除疼痛的
日常动作

21

上下楼梯

肩颈　腰　膝

剧痛时

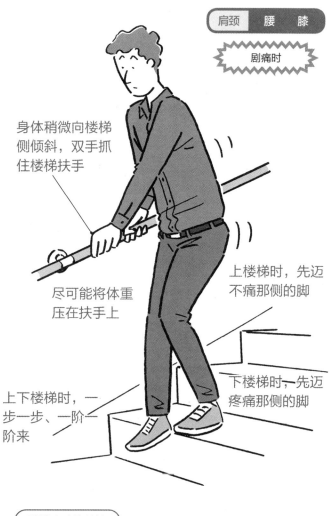

身体稍微向楼梯
侧倾斜，双手抓
住楼梯扶手

尽可能将体重
压在扶手上

上楼梯时，先迈
不痛那侧的脚

上下楼梯时，一
步一步、一阶一
阶来

下楼梯时，先迈
疼痛那侧的脚

双手用力抓住扶手

消除疼痛的关键

疼痛是身体在呼救

不得不上下楼梯时，动作也绝对不要像一般人上下楼梯那样，更不要强忍疼痛继续坚持。

疼痛是身体在呼救。每次感到刺痛时，我们的膝盖或腰部的状况都可能会变得更糟。虽然一阶一阶地上下楼梯会花费更多时间，但保护膝盖和腰部不受伤害才是最重要的。

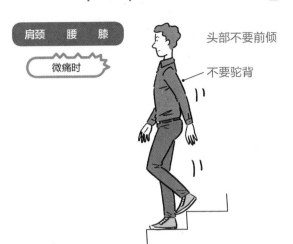

肩颈 腰 膝

微痛时

头部不要前倾

不要驼背

越驼背，全身所承受的负担就越大

在上下楼梯时，只需注意避免前倾姿势，就能大大减轻身体的负担。

注意此类动作！

挂拐杖的位置不同，身体所承受的负担也不同！

拐杖是用来支撑地面，防止头部位置下沉的工具。可如果像右图的男士那样，将沉重的头部前倾，那么即使挂着拐杖也只会增加疲劳。

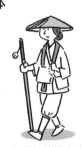
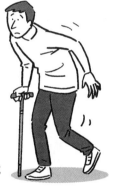

上图的挂拐方式是优秀示例

注意向前伸出手臂的动作

我曾看到一位老年女性在遛狗时，手臂和头部被牵引绳拉着前倾，几乎要摔倒了。

我告诉她，握住牵引绳时夹紧腋下就不会发生刚才的问题。她尝试后非常高兴地说："哎呀，是真的！"

在做向前伸出手臂的动作，如打扫卫生、挂拐杖、拿取物品时，头部也会不自觉地前倾，这样容易给腰部造成负担，因此我们需要特别注意。

消除疼痛的
日常动作

22

骑自行车

肩颈　腰　膝

微痛时

在陡坡上骑车
感到腰部吃力
时，最好下车
步行

背部挺直，头
部不要前倾

注意，如果
自行车座椅
过低会增加
腰部负担

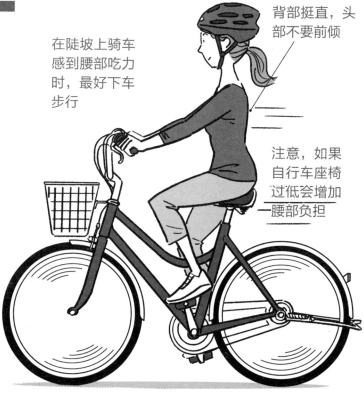

自
行
车
是
膝
盖
脆
弱
人
群
的
好
伙
伴

消除疼痛的关键

骑自行车比步行对关节更友好

一般来说，骑女士自行车（城市通勤自行车）时我们
更容易保持上半身挺直，头部的重量也可以通过左右车把
来支撑。

此外，自行车座椅可以很好地支撑腰部，因此相较步
行，膝盖所承受的负担显著减少。

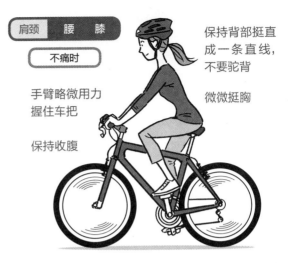

山地自行车，手臂是关键

骑山地自行车时，我们往往会采取前倾姿势，但由于有车把支撑，所以没有什么问题。关键在于手臂要略微用力推压自行车把手。

肩颈　腰　膝

不痛时

保持背部挺直成一条直线，不要驼背

手臂略微用力握住车把

微微挺胸

保持收腹

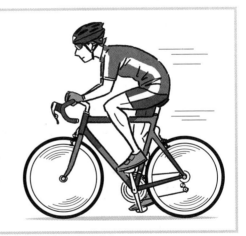

注意此类动作！

公路自行车对腰部的负担大

公路自行车是为比赛设计的，适合在平地上短时间内超高速行驶。如果不想让腰部感到疲劳，请大家在骑行时尽可能保持上半身直立。

我推荐的健康器材是？

无论是肩膀酸痛、腰痛还是膝盖疼痛的人，我都强烈推荐使用吊环健身器。如果想要进行更剧烈一些的运动，我推荐占地面积小且价格实惠的踏步机。

膝盖疼痛时，动感单车是更为安全的选择。另外，也有不少人都反馈跑步机体积较大，不使用时可能会碍事。

消除疼痛的
日常动作

23

开车

| 肩颈 | 腰 | 膝 |

微痛时

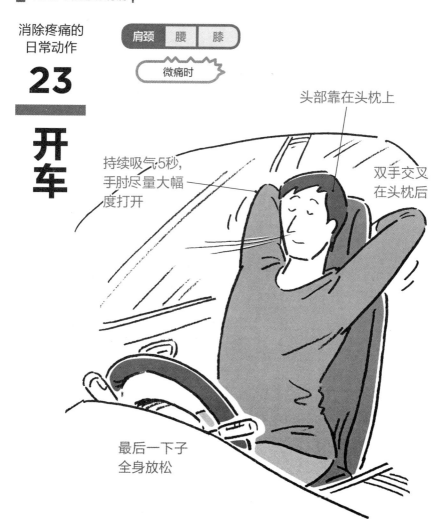

持续吸气5秒，
手肘尽量大幅
度打开

头部靠在头枕上

双手交叉
在头枕后

最后一下子
全身放松

等红绿灯时，利用
头枕拉伸肩膀

消除疼痛的关键

效果显著！肩颈酸痛一扫而空

　　偶尔停下车，做1~2次这个动作即可放松我们的肩颈。在疲劳积累之前做这个动作，还能有效预防肩颈酸痛。

　　如果感到双手交叉困难，可以抓住汽车头枕。如果双臂同时做这个动作感到吃力，也可以单侧交替进行。

消除疼痛的关键

拉伸至感到舒服的位置

虽说最好能左右两边都拉伸，但是等红绿灯的时间毕竟有限，我们应该积极拉伸自身疲劳积累特别多的一侧，也就是拉伸时感到舒服的一侧。

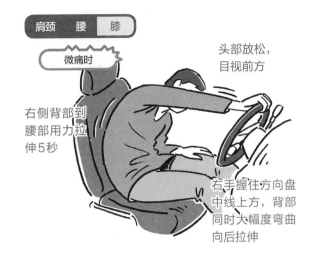

肩颈　腰　膝

微痛时

右侧背部到腰部用力拉伸5秒

头部放松，目视前方

右手握住方向盘中线上方，背部同时大幅度弯曲向后拉伸

注意此类动作！

避免久坐不动

有人认为坐着就不会感到疲劳，这是错误的观念。比起久坐不动，适度活动才能减少身体的疲劳。

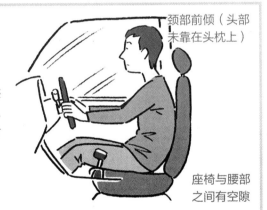

颈部前倾（头部未靠在头枕上）

座椅与腰部之间有空隙

出租车司机闲聊的秘密

　　我曾在针对出租车司机的"改善腰痛研讨会"上听到过令人疑惑的内容："那些不喜欢和同伴们闲聊的司机，往往会因为腰痛而辞职。"后来我逐渐明白其中的原因了。

　　这件事的答案是司机们都意识到，下车"站着"比坐在车里更能缓解腰部的疲劳。我们经常能看到他们在车外聊天，其实他们并不是为了闲聊，而是为了伸展因为久坐不动而感到疲劳的腰部。

消除疼痛的
日常动作

24

乘坐地铁

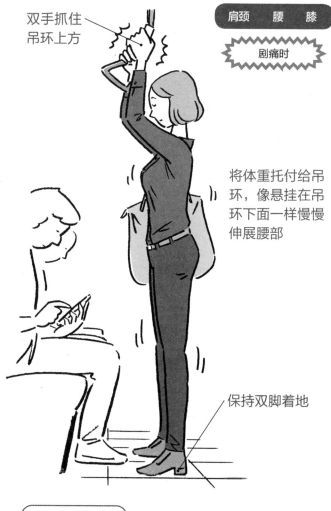

双手抓住
吊环上方

肩颈　腰　膝

剧痛时

将体重托付给吊
环，像悬挂在吊
环下面一样慢慢
伸展腰部

保持双脚着地

不引人注目的康复
训练动作

消除疼痛的关键

利用吊环进行轻柔的牵引

　　拉伸时，利用身体的重量缓解腰部周围及髋关节所承受的压力。我十分推荐这个动作，因为大家可以自行调整牵引力度。

　　拉伸时要逐渐施加重量，不要一下子用力牵拉。如果做这个动作让您感觉非常舒适，可以考虑购买吊环健身器。

有效抵抗地铁摇晃的站姿

握住吊环时夹紧腋下，可以让身体更加稳定，减轻腰部和膝盖的负担。另外，比起脚尖朝前，脚尖向外更不容易在地铁摇晃时失去平衡。

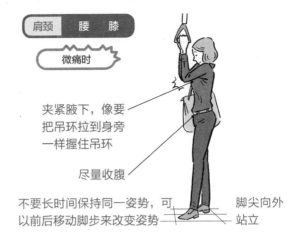

肩颈　腰　膝

微痛时

夹紧腋下，像要把吊环拉到身旁一样握住吊环

尽量收腹

不要长时间保持同一姿势，可以前后移动脚步来改变姿势

脚尖向外站立

锻炼保护腰部和膝盖的肌肉吧

向前伸脚的动作与走路时的起始动作相同，可以同时锻炼核心肌群和大腿前侧的肌肉，有效减轻腰部和膝盖的负担。

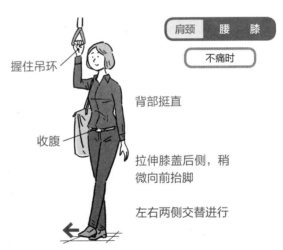

肩颈　腰　膝

不痛时

握住吊环

背部挺直

收腹

拉伸膝盖后侧，稍微向前抬脚

左右两侧交替进行

地铁摇晃，腰部感到不适时不要勉强

腰部状态不佳时，地铁的摇晃会雪上加霜。

请根据当时的身体状况，如是否感到疼痛或疲劳的程度来选择合适的站姿。身体状况不佳时有状况不佳的站法；身体状况良好时有状态良好的站法，要学会适当调整。

另外，建议站立时始终保持收腹。

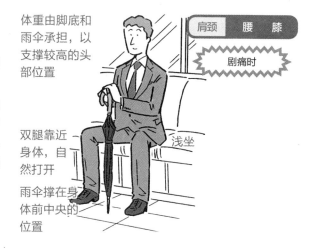

消除疼痛的关键

起身时用雨伞作为支撑

随身携带雨伞，也能方便我们起身。没带雨伞起身困难时，可以通过伸手抓住吊环来摆脱困境。

体重由脚底和雨伞承担，以支撑较高的头部位置

肩颈　腰　膝

剧痛时

双腿靠近身体，自然打开

浅坐

雨伞撑在身体前中央的位置

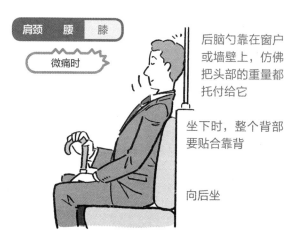

消除疼痛的关键

只需后脑勺靠窗，轻松又舒适

乘坐地铁时，如果感到肩颈不适，可以尝试向后仰头，让后脑勺靠在窗户或墙壁上。此外，收下颌、抬头活动颈部还可以放松我们的肩颈和腰部。请大家务必试试看！

肩颈　腰　膝

微痛时

后脑勺靠在窗户或墙壁上，仿佛把头部的重量都托付给它

坐下时，整个背部要贴合靠背

向后坐

看手机这一动作会影响身体状态

很多人在地铁上使用手机，但很少有人注意自己使用手机的姿势。

手机和计算机一样，使用时都需要手臂伸到身体前面，因此头部容易前倾，肩颈和背部容易疲劳。

另外，肩颈酸痛也可能是使用手机引起的。

放松时

消除疼痛的日常动作

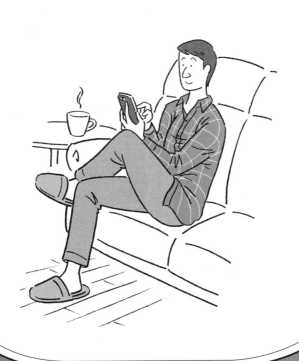

消除疼痛的
日常动作

25

站着看手机

肩颈　腰　膝

肩颈　腰　膝

剧痛时

头部、手机、肩膀、上臂靠在墙壁上，侧身站立

看手机时，腿部重心放在没有不适感觉的一侧

侧身倚靠墙壁，看起来更加自然

消除疼痛的关键

倚靠墙壁，调整舒适的重心位置

看手机时如何支撑我们沉重的头部？靠在墙壁上是个明智的选择。正对着墙壁把头靠上去看起来未免有些奇怪，侧身倚靠墙壁则自然得多。站姿可以根据个人情况调整，尽量以不痛的姿势靠在墙壁上吧。

消除疼痛的关键

推荐尝试的看手机姿势

比起背对墙壁将头部和肩膀靠上去，倾斜站立可以更加轻松地支撑腰部。等人时，大家一定要试试这个姿势。

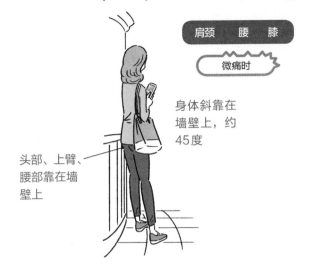

肩颈　腰　膝

微痛时

身体斜靠在墙壁上，约45度

头部、上臂、腰部靠在墙壁上

消除疼痛的关键

不累人的看手机姿势还能瘦小腹！

看手机时，与其调整手腕的角度，不如调整手臂的角度，这样手臂和肩膀不容易感到疲劳。

对于小腹凸起的情况，我推荐大家以这个姿势来用力收腹。

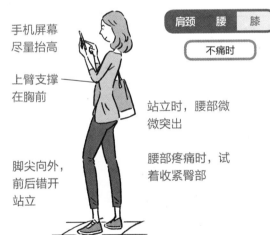

手机屏幕尽量抬高

上臂支撑在胸前

脚尖向外，前后错开站立

肩颈　腰　膝

不痛时

站立时，腰部微微突出

腰部疼痛时，试着收紧臀部

看手机是引起疼痛的原因之一

我们经常可以看到有些人以错误的姿势看手机，这样肩颈不酸痛才怪。看手机的姿势通常是下意识的，因此大家很难察觉到它就是造成身体不适的原因，也就很难一下子改善。

即使身体没有酸痛或疼痛时，也请大家在看手机时注意去支撑头部的重量。尝试之后，您应该能感觉到身心状态都会有所改善。

消除疼痛的
日常动作

26

坐着看手机

靠背、双腿、双手，
能用则用

微痛时

看手机时，利
用跷起来的那
条腿作为支撑

坐着时背部靠在靠背上，
头部尽量也靠上去

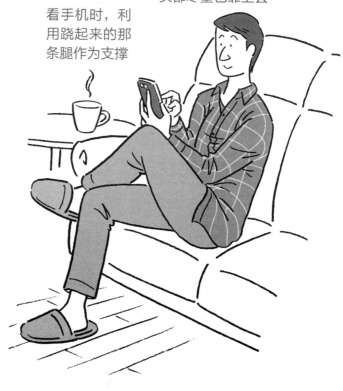

消除疼痛的关键

重新审视看手机的随意姿态

可以跷起一条腿充当支架来支撑手机。如果感觉这个
动作很难做到，那么可以在看手机时夹紧腋下。

坐在没有靠背的椅子上时，肩颈很容易感到疲劳，因
此我们有必要偶尔向后仰头、耸肩以放松一下肩颈。

消除疼痛的关键

只需左右移动手机位置，即可收获轻松

只需左右移动手机的位置就可以减轻身体的负担。

另外，要注意脚踩地面作支撑，防止头部位置过低。

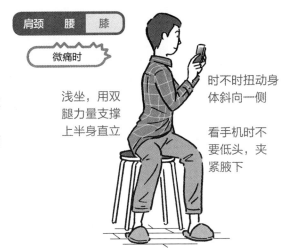

肩颈　腰　膝

微痛时

浅坐，用双腿力量支撑上半身直立

时不时扭动身体斜向一侧

看手机时不要低头，夹紧腋下

消除疼痛的关键

支撑点、面部朝向、头部位置都很重要

桌椅的高度不同，感到舒服的姿势也会不同。当感到疼痛或酸痛时，请大家灵活运用"增加支撑点""抬高头部位置"的基本原则，同时调整下颌的角度。

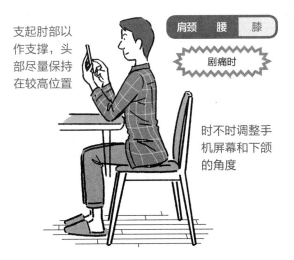

支起肘部以作支撑，头部尽量保持在较高位置

肩颈　腰　膝

剧痛时

时不时调整手机屏幕和下颌的角度

坐着看手机，腰部的负担更大

实际上，比起站着看手机，坐着看手机时腰部的负担更大。

请大家尽量选择有靠背的椅子以及能增加支撑点的墙壁或桌子。

此外，大多数人在看手机时都不怎么动，请大家无论何时都要注意避免长时间保持同一姿势。

切记，肌肉长期处于疲劳状态是疼痛的根源。

消除疼痛的
日常动作

27

躺着看手机

| 肩颈 | 腰 | 膝 |

剧痛时

不枕枕头躺在
床边，头部露
在床沿外

看手机时，一只
手臂撑在床上

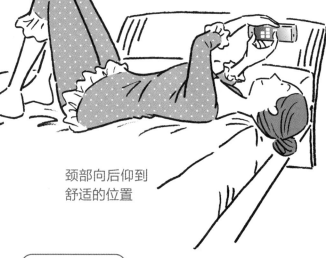

颈部向后仰到
舒适的位置

消除疼痛的关键

利用床沿和重力缓解
颈部疲劳

利用头部的重量来代替按摩

　　这种看手机的姿势不仅可以让肩膀不再酸痛，颈部疲劳也会一扫而空。

　　想要感到舒服，可以先大幅度地后仰颈部，得到舒缓后再小幅度后仰。

　　颈部基本上要向正后方仰，也可以向斜后方仰，但要注意安全。大家每天做这个动作便可以省下按摩的费用。

消除疼痛的关键

手臂疲劳也会导致肩膀酸痛

看手机时可以侧躺，用腿支撑手机立起来。只需不再用手臂举起手机，就能有效减轻手臂疲劳引起的肩膀酸痛。

| 肩颈 | 腰 | 膝 |

微痛时

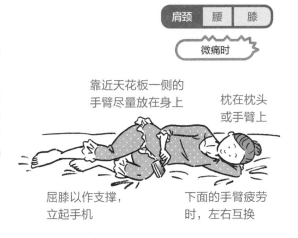

靠近天花板一侧的手臂尽量放在身上

枕在枕头或手臂上

屈膝以作支撑，立起手机

下面的手臂疲劳时，左右互换

消除疼痛的关键

侧卧不舒服，可以试试仰卧

对身体来说，长时间保持同一姿势是很痛苦的。特别是对入睡困难的人，建议在睡前有意识地调整看手机的姿势。

手机放在膝盖或大腿上

| 肩颈 | 腰 | 膝 |

微痛时

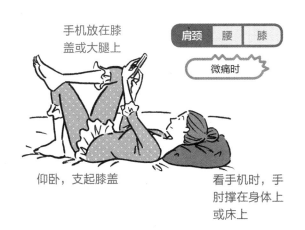

仰卧，支起膝盖

看手机时，手肘撑在身体上或床上

躺着看手机的注意事项

躺下时，我们不需要去支撑沉重的头部，因此肩颈、腰部和膝盖所承受的负担会大大减轻。然而，躺着看手机时，手臂会持续受到压力，导致拿手机的手臂、肩膀周围、颈部容易疲劳。

一个有效的方法是躺着也要"增加支撑点"。请大家充分利用从重力中解放出来的优势，努力找出不易疲劳的看手机姿势吧。

消除疼痛的
日常动作

28

如厕

肩颈　腰　膝

微痛时

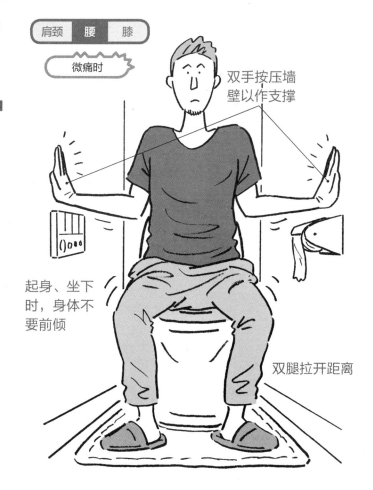

双手按压墙壁以作支撑

起身、坐下时，身体不要前倾

双腿拉开距离

墙壁支撑

起身、坐下时，依靠

消除疼痛的关键

只需用手支撑，便可避免疼痛

　　当腰部感到沉重或些许疼痛时，不要嫌麻烦，尽早去做保护腰部的动作。

　　起身、坐下时，只需双手支撑在墙壁上，就可以避免疼痛。

　　无法触及双侧的墙壁时，可以用手撑在自己的大腿或马桶座上，起身、坐下时尽量在竖直方向上下移动。

消除疼痛的关键

抓住扶手的高处

比起双手撑在两侧的墙壁上，如果有扶手，使用扶手会更加轻松。

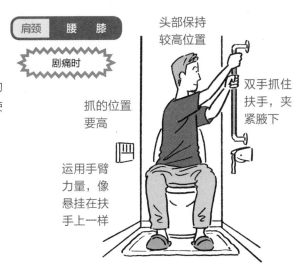

肩颈 **腰 膝**

剧痛时

头部保持较高位置

双手抓住扶手，夹紧腋下

抓的位置要高

运用手臂力量，像悬挂在扶手上一样

消除疼痛的关键

在卫生间里保养膝盖

这个动作可以锻炼保护膝盖的大腿肌肉。

如果抬腿时感到腰部或膝盖疼痛，建议大家尝试被视为有软骨再生效果的抖腿动作。

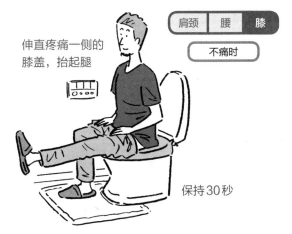

伸直疼痛一侧的膝盖，抬起腿

肩颈 腰 **膝**

不痛时

保持30秒

疼痛剧烈时，就做护腰动作！

腰痛时如厕，起身、坐下的动作是相当痛苦的。

感到疼痛时，大家不要逞强，请立刻切换去做护腰动作。

用手支撑在大腿或座位上以便起身的方法不仅限于如厕，也适用于任何没有抓手的地方，请大家牢记这一点。另外，护腰动作还能有效预防疼痛。

消除疼痛的
日常动作

29

躺着看电视

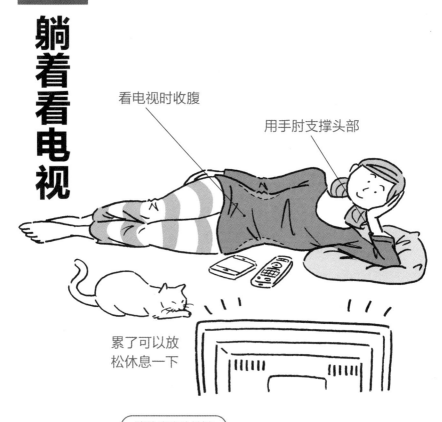

看电视时收腹

用手肘支撑头部

累了可以放
松休息一下

躺着也不要忘记
支撑头部

消除疼痛的关键

适合走路时腰部或膝盖易痛的人

对于走路时腰部或膝盖易痛的人来说，应该积极增强支撑其持续收腹的肌肉耐力。

用力收腹带来的负担并不大，因此可以保持较长时间。通过锻炼自身的肌肉，像穿着护腰带一样收紧骨盆周围的肌肉，可以减少关节的负担。

消除疼痛的关键

| 肩颈 | **腰** | 膝 |

不痛时

对于您关心的小腹也有效！

请大家注意，收腹时力量不足反而会形成塌腰，增加腰部的负担。如果做完后感到腰部沉重，请立即停止这一动作。

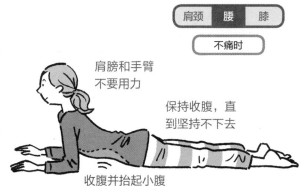

肩膀和手臂不要用力

保持收腹，直到坚持不下去

收腹并抬起小腹

消除疼痛的关键

| 肩颈 | **腰** | **膝** |

不痛时

10~30秒

适合经常搬抬重物的人

搬抬重物时需要用到全身的肌肉，并用力收腹。大家快来试试通过大幅度收腹来增强腹内压，锻炼保护腰部和膝盖的肌肉力量吧。

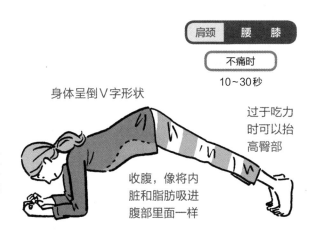

身体呈倒V字形状

过于吃力时可以抬高臀部

收腹，像将内脏和脂肪吸进腹部里面一样

收腹不等同于腹部用力

这是一个略显专业的问题，收腹与腹部用力，两者用到肌肉的方式是不同的。

例如，举重运动员在举起杠铃的瞬间，不是简单地收腹，而是将腹部核心用力向外推出。

顺便说一下，要想产生腹部向外推的力量，先要具备良好的腹内压。

消除疼痛的
日常动作

30

坐着看电视

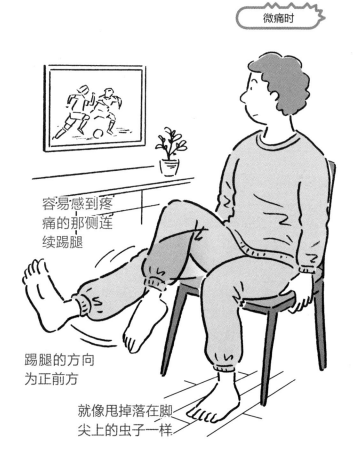

容易感到疼痛的那侧连续踢腿

踢腿的方向为正前方

就像甩掉落在脚尖上的虫子一样

轻松的踢腿动作，让您一辈子拥有健康的双腿

消除疼痛的关键

释放关节的压力！

腰椎受到压迫时，腰椎间盘就会发生变形。同理，膝关节也会因为体重的压迫而受到影响，因此我们需要通过日常动作来放松这些部位。

大家可以在每天看电视的时候做这个动作，强度无须过大。不过，做这个动作时哪怕感到一丝疼痛都要马上停止。

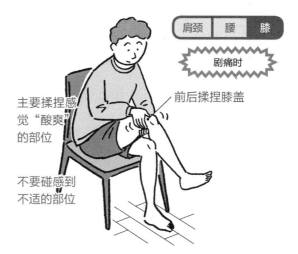

消除疼痛的关键

揉捏时感觉舒服是对身体有益的证明

　　在治疗膝盖疼痛的运动疗法中，需要锻炼大腿肌肉。疲劳累积时，比起锻炼，我们应该以护理关节周围的肌肉优先。

肩颈 腰 膝

剧痛时

主要揉捏感觉"酸爽"的部位

前后揉捏膝盖

不要碰感到不适的部位

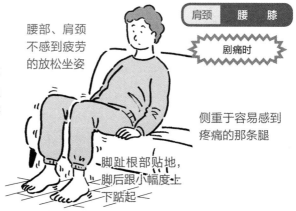

消除疼痛的关键

抖腿有益健康！

　　尽管抖腿的形象不佳，但却有修复受损组织的功效。像在车内等无法活动身体的情况下，可以做这个动作。

肩颈 腰 膝

剧痛时

腰部、肩颈不感到疲劳的放松坐姿

侧重于容易感到疼痛的那条腿

脚趾根部贴地，脚后跟小幅度上下踮起

不要强忍疼痛！

　　膝盖疼痛时，大家不敢活动是可以理解的。

　　但是，如果长时间不活动，我们的肌肉就会逐渐衰退。

　　那么我们到底应该怎么做呢？答案是要做"不会引起疼痛的动作"。通过做保护腰部的动作使腰部恢复健康，最终也会减少膝盖的负担。万万不可忍痛坚持运动。

日常动作是最佳运动疗法

我在骨科做运动疗法咨询时，曾遇到过这样的事：有些人参加完徒步活动后反而会膝盖疼痛，有些人做了腰部健康操后反而会加重腰痛。他们选择运动本是出于好意，却因此受伤来到医院就诊。

就算是锻炼再多的职业运动员，如果某个部位承受了过度的负担也会引发疼痛。因此，不要被"运动＝对身体有益"这种刻板印象所迷惑。

每个人的身体状况都不相同，因此并不存在对所有人都有效的运动方式。即使是完全相同的动作，对A有效，对B却可能适得其反。

为避免出现这种本不该发生的情况，当做某个动作感觉到疼痛时，请大家立即停止。然后，多做感到轻松、舒适的动作，听从自己身体的生理信号。这是能尽快摆脱疼痛的最佳运动疗法。

第 6 章

睡觉、起床时

消除疼痛的日常动作

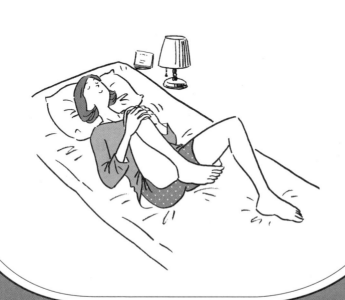

消除疼痛的
日常动作

31

侧卧

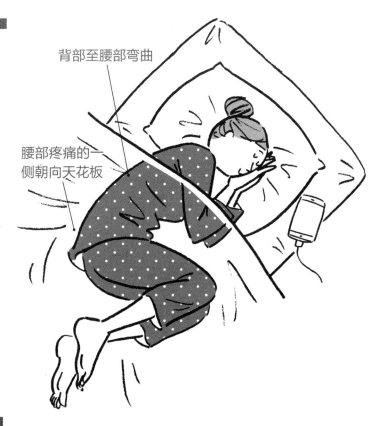

背部至腰部弯曲

腰部疼痛的一
侧朝向天花板

腰部疼痛的一侧朝上，
缓解疼痛

消除疼痛的关键

侧卧，感受疼痛位置！

　　侧卧时，如果腰部痛感较强的一侧朝下，体重就会压在疼痛部位上，导致疼痛加剧并产生不适的压迫感。

　　我们可以通过感受自身究竟是右侧腰痛、左侧腰痛还是腰部中间疼痛，尽可能有意识地去做无痛的姿势或动作，从而加快我们的恢复速度。

消除疼痛的关键

双腿错开，找到舒服的腿部位置

　　侧卧时，位于上方的那条腿的膝盖位置和拉伸程度不同，腰部的拉伸方式也有所不同。因此请大家慢慢移动双腿，试着找到最舒服的腿部位置吧。

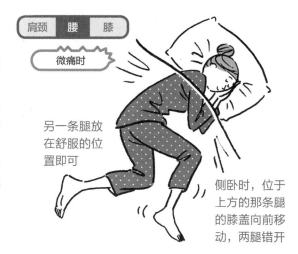

肩颈　腰　膝

微痛时

另一条腿放在舒服的位置即可

侧卧时，位于上方的那条腿的膝盖向前移动，两腿错开

消除疼痛的关键

腰部痛感较强时可以使用抱枕

　　睡觉时抱着抱枕，可以增加支撑点，身体也会感到更加轻松。也可以选择用被子来代替抱枕。

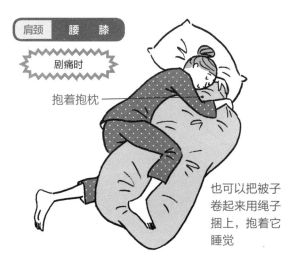

肩颈　腰　膝

剧痛时

抱着抱枕

也可以把被子卷起来用绳子捆上，抱着它睡觉

舒适的家居用品是安眠之友

　　号称"令人无法自拔"，舒服到一旦倒下去就不想再站起来的懒人沙发大受欢迎。懒人沙发之所以如此舒适，是因为里面的微小豆粒能够完美贴合我们的身体。

　　睡眠时也可以将闲置的被子卷起来，抱着它睡觉也会很舒服。

消除疼痛的
日常动作

32

仰卧

将腰部疼痛一侧的膝盖支起来，脚后跟紧贴臀部

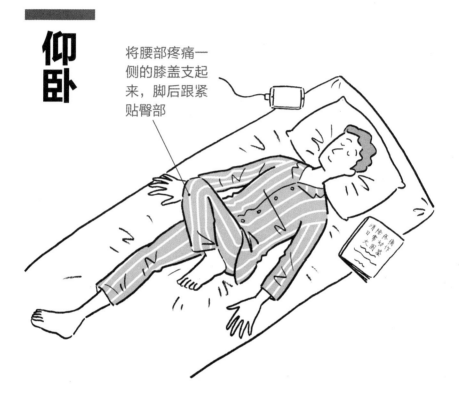

撑点 膝盖支起来，增加支

消除疼痛的关键

脚后跟紧贴臀部，腰部会更加舒适！

膝盖支起来、脚后跟紧贴臀部，可以增加腰部附近的支撑点，使腰部更加舒适。

大家也可以尝试将双膝都支起来、双腿稍微分开或双膝交替支起来等不同的仰卧姿势，总之要找到自己觉得舒服的姿势。这样可以帮助我们减轻疼痛、更快入睡。

躺下时，在膝盖下方垫上枕头等

以前躺在医院的病床上时，我发现在膝盖下方垫一个硬硬的三角形靠垫后，腰部明显感觉到非常舒适。而且这个方法不仅可以缓解腰痛，也可以有效缓解膝盖疼痛，值得一试！

肩颈　**腰**　膝

剧痛时

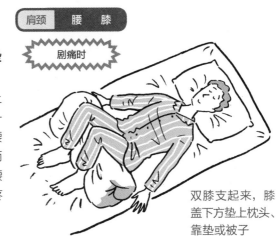

双膝支起来，膝盖下方垫上枕头、靠垫或被子

消除疼痛的关键

利用双腿的重量，舒适地打开髋关节

大家不要想得太过复杂，试着找到感觉舒服的位置即可，比如可以改变膝盖的弯曲角度或者挪动脚底等。

肩颈　**腰**　膝

微痛时

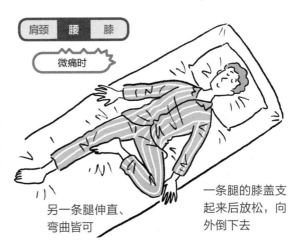

另一条腿伸直、弯曲皆可

一条腿的膝盖支起来后放松，向外倒下去

自己的身体由自己来调整

躺下时，比起伸直双腿，弯曲膝盖的动作更能缓解我们的腰部紧张，使身体更加舒适。另外，在脚下垫上厚实的被子等来抬高腿部位置也是一个不错的方法。

腰痛时，骨盆周围的肌肉往往会感到疲劳。就像治疗师从不同的角度帮我们拉伸身体时那样，大家也去找一找让自己的身体感到舒适的姿势吧！感到舒适的动作有助于更快地缓解我们的疼痛。

消除疼痛的
日常动作

33

俯卧

肩颈　腰　膝

剧痛时

枕枕头、枕
手臂皆可

脸朝向腿部弯
曲那侧的方向

腰部疼痛一侧的
膝盖弯曲，向上
拉到胸部附近

脚放在舒适
的位置即可

青蛙腿睡姿，舒适地
入睡

消除疼痛的关键

缓解疼痛专用，尝试用青蛙腿姿势入睡

　　请大家试着去对比向上弯曲拉近左右两条腿时哪个姿
势更舒服。例如，右腿向上拉时可以使右腰部得到放松，
如果感觉右腿拉近时更舒服，就说明您的右腰部存在问题。

　　腿部位置的抬高程度会影响入睡时的舒适度。大家找
到一个感觉舒服的位置，直接入睡即可。

消除疼痛的关键

腰部酸重难眠时

　　这个动作类似于康复科进行的牵引动作的柔和版。腰痛或腰部酸重时可以在睡前尝试做一下这个动作，减轻腰部负担。

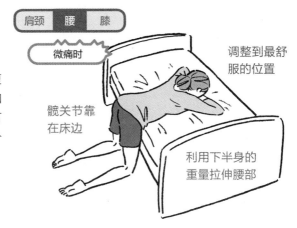

消除疼痛的关键

俯卧时，两脚脚跟贴紧

　　俯卧时，比起伸直双腿，膝盖弯曲、两脚脚跟贴紧会更加舒服。

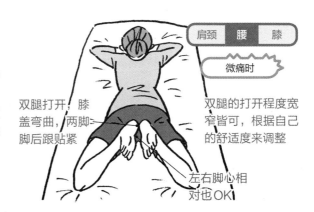

日常的保养方法推荐

　　这是我在做了腰部健康操后腰痛也不见好转时，经过自己的不断摸索找到的睡姿。大家不必等到腰痛时再去做，在腰部轻微感到疲劳时就可以尝试着去做。

　　如果大家掌握一些俯卧时的舒适动作，就可以减少不必要的翻身。

　　另外，请大家不要将一天工作导致的腰部疲劳带到第二天！这一点真的非常重要。

消除疼痛的
日常动作

34

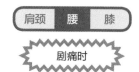

肩颈　　**腰**　　膝

剧痛时

骨盆调整

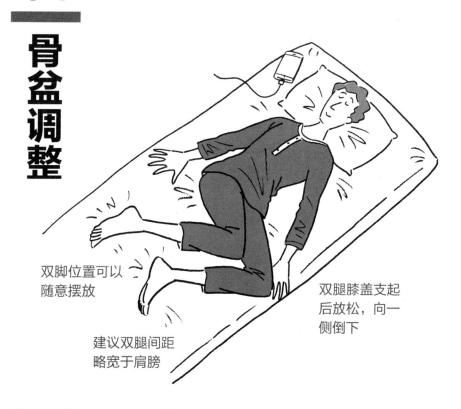

双脚位置可以
随意摆放

建议双腿间距
略宽于肩膀

双腿膝盖支起
后放松，向一
侧倒下

双腿膝盖支起后放松，
向一侧倒下，可以缓
慢拉伸腰部

消除疼痛的关键

放松，舒适地进行矫正

这是一个将膝盖支起来后放松的拉伸动作。

请大家做这个动作时放松身体。另外，双腿间距不同，
腰部的拉伸感和舒适度也会有所不同。请大家分别尝试并
比较向左右两侧倒下的差异，并侧重去慢慢拉伸感到舒适
的一侧。

另外，我也推荐大家在翻身前做这个动作。

消除疼痛的关键

把自己的肌肉变成护腰带！

收腹实在困难时可以尝试一边呼气一边收腹。如果大幅度收腹会影响到腰部状态，只需收腹到不痛的程度为止。

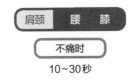

| 肩颈 | 腰 | 膝 |

不痛时

10～30秒

仰卧，双膝倒向一侧，收腹

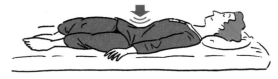

双腿间距可以随意调整，左右交替进行

重复多次，不要屏气

消除疼痛的关键

肩颈酸痛，改善惊人

如果想要重点改善颈部酸痛，只需头部倾倒即可，无须下垂手臂。但请注意不要长时间这样做，以免头部充血。

| 肩颈 | 腰 | 膝 |

微痛时

肩膀位置略超出床边

利用手臂的重量拉伸肩关节

双膝左右交替倾倒，腰部也能得到拉伸

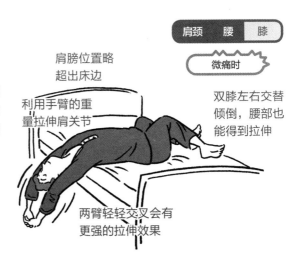

两臂轻轻交叉会有更强的拉伸效果

骨盆不正是因为肌肉僵硬

如果我们骨盆周围的肌肉长期处于左右不平衡和紧张的状态，就容易导致骨盆不正并引发疼痛。

这里推荐大家立即尝试的动作是，双膝倒向一侧，拉伸、放松腰部周围的肌肉。不需要左右两边都做，而是侧重于感觉舒适的一侧。通过缓解肌肉僵硬来使骨盆不正得到调整。

消除疼痛的
日常动作

35

尾骨调整

| 肩颈 | 腰 | 膝 |

剧痛时

10~30秒

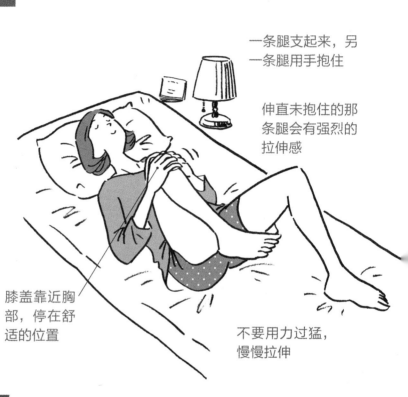

一条腿支起来，另一条腿用手抱住

伸直未抱住的那条腿会有强烈的拉伸感

膝盖靠近胸部，停在舒适的位置

不要用力过猛，慢慢拉伸

注意左右两侧的差异，缓解腰部周围的僵硬

消除疼痛的关键

两腿并用，认真拉伸感到舒适的一侧

这是拉伸我们臀部到腰部的动作。当您感到腰部疼痛或沉重时，证明腰部周围的肌肉已经变得僵硬。此时，我们应该两腿并用，认真拉伸感到舒适的一侧。

不过，如果做这个动作感到疼痛而不是舒适，那么请大家不要勉强自己，可以尝试其他动作来缓解疼痛。

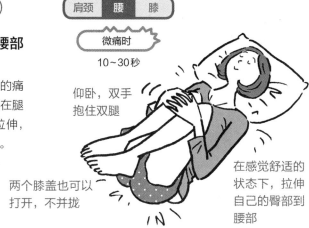

消除疼痛的关键

好好拉伸自己的腰部到臀部

若腰部没有强烈的痛感，可以请家人跨坐在腿上增加重量来帮助拉伸，这样会感到非常舒服。

肩颈　腰　膝

微痛时
10~30秒

仰卧，双手抱住双腿

两个膝盖也可以打开，不并拢

在感觉舒适的状态下，拉伸自己的臀部到腰部

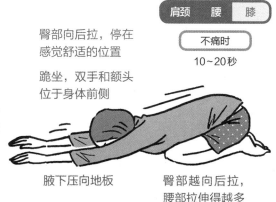

消除疼痛的关键

推荐给可以跪坐的人！

这个动作对改善肩膀酸痛也非常有效。另外，不必局限于腰部和肩膀这两个部位，集中拉伸自己感觉舒适的位置即可。

肩颈　腰　膝

不痛时
10~20秒

臀部向后拉，停在感觉舒适的位置

跪坐，双手和额头位于身体前侧

腋下压向地板

臀部越向后拉，腰部拉伸得越多

腰痛时不要过度拉伸

目的不同，有效的拉伸方式也不同。

腰痛时强行拉伸可能会适得其反，加重症状。大家千万不要为了病症好转而强忍着进行拉伸。

请大家不要逞强，而是以感到舒适为主，这样下去疼痛慢慢就会有所改善。

无论做什么动作，都请大家不要忽视自己身体的声音。

消除疼痛的
日常动作

36

收紧臀部

肩颈 | 腰 | 膝

剧痛时

10秒

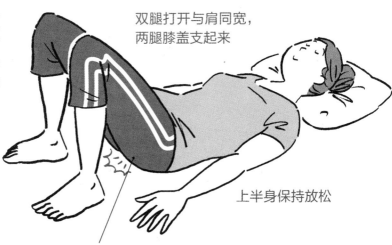

双腿打开与肩同宽，
两腿膝盖支起来

上半身保持放松

臀部收紧5秒后放
松，再用5秒复位

收紧臀部，缓解腰痛

消除疼痛的关键

通过收紧臀部来调整腰部关节

为尽快缓解疼痛，我建议大家尝试这个拉伸动作。这个动作可以减轻腰下关节所承受的较大压力。痛感强烈时，也可以在臀部抬起即将离开地面前轻轻收紧臀部。

如果在收紧臀部的瞬间感觉疼痛加剧，请立即停止这一动作。

（消除疼痛的关键）

手垫在腰下，向下按压地板

微痛时

10~30秒

首先，一边呼气一边收腹。找到感觉后，收腹时就可以不再依赖呼吸。熟练后，也可以不用手去支撑。

慢慢收腹，腹部尽可能用力

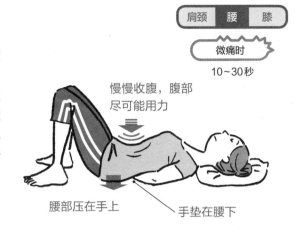

腰部压在手上

手垫在腰下

（消除疼痛的关键）

增强腰部周围的肌肉力量

仰卧，双脚脚掌相对

肩颈 **腰 膝**

不痛时

10~20秒

这个动作的目的不是抬高臀部，而是同时收紧臀部和腹部的肌肉，从而增强腰部周围的肌肉力量，并进一步减轻膝盖的负担。

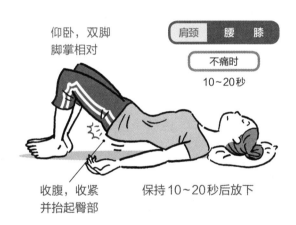

收腹，收紧并抬起臀部

保持10~20秒后放下

收紧臀部可以消除腰痛？

在这里，为了便于大家学习"骨盆倾斜矫正操"这一腰部健康操，我为大家做了健康操的动作拆分以及改编。

希望大家把收紧臀部这个动作当作自我调整腰部状态的关键动作来记住。

例如，收腹时可能会感到腰痛，而收紧臀部时可能会消除疼痛。

另外，大家可以尝试在腰部疲劳等不同的场景下去做这个动作。

消除疼痛的
日常动作

37

肩颈　腰　膝

微痛时

10~30秒

摆动腰部

双腿膝盖支起来，像金鱼
一样左右摆动腰部

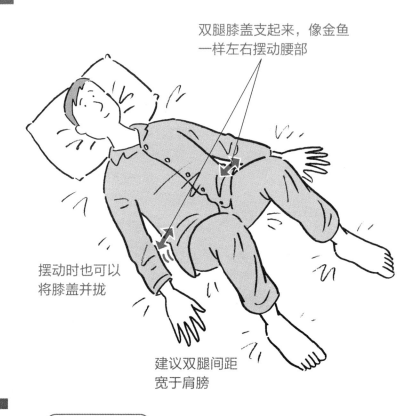

摆动时也可以
将膝盖并拢

建议双腿间距
宽于肩膀

为避免身体僵硬，时
不时摆动一下腰部吧

消除疼痛的关键

适合初学者的简单腰部摆动动作

　　腰部摆动动作有助于促进血液循环，放松骨盆周围的
肌肉，调整关节。

　　特别是放松骨盆周围的深层肌肉，这样不仅有助于缓
解腰部的疲劳，还能减轻膝盖的负担。

　　请大家快去找一找自己感到最舒适的腰部摆动姿势吧。

消除疼痛的关键

腰痛也舒服！

有些人即使腰痛，在俯卧时也会感到舒适。俯卧时，推荐大家尝试垫枕头和不垫枕头两种方式，也可以把枕头垫在胸下。

肩颈 **腰** 膝

微痛时

10~30秒

俯卧，双腿伸直，左右摆动腰部

双腿间距可随意选择

膝盖脆弱人群最好避免俯卧

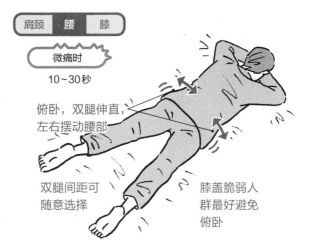

消除疼痛的关键

强烈推荐给腰部容易疲劳的人

睡前做这个动作，早上醒来时腰部会更加舒适；醒来时做这个动作，起床会更加轻松。如果您容易感到腰部疲劳，请务必养成做这个动作的习惯。

肩颈 **腰** 膝

微痛时

10~30秒

左右摆动腰部

也可以尝试改变双腿间距

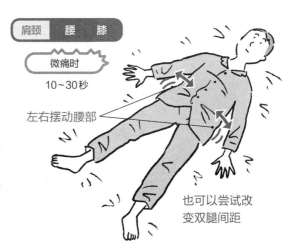

不费力气、不花时间，就能养成好身体

虽然左右摆动身体看起来不像运动，但在促进血液循环方面，本质上具有与运动相同的效果。尽管不是每天都做，但这30多年来我一直坚持经常做腰部摆动动作。除了减轻腰部不适的效果外，您还能很快地切实感受到身体状况的改善。不费力气、不花时间，就能养成好身体。我强烈推荐这个动作。

消除疼痛的
日常动作

38

翻身

剧痛时

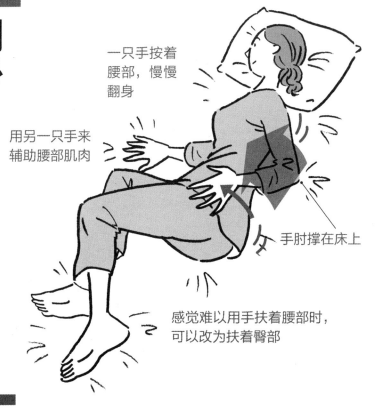

一只手按着
腰部，慢慢
翻身

用另一只手来
辅助腰部肌肉

手肘撑在床上

感觉难以用手扶着腰部时，
可以改为扶着臀部

手扶在腰部或臀部上，
轻松挪动身体

消除疼痛的关键

手掌帮忙支撑腰部

腰痛时，我们很难翻身。

当疼痛难以忍受甚至无法在床上挪动时，我们可以用手扶在腰部或臀部上，便可轻松挪动身体。

在床上翻身或挪动时，也可以尝试用手扶着床来渡过难关。

消除疼痛的关键

肩颈 腰 膝

微痛时

用手来转动身体

左侧腰部不适时，左臂按住床，仰卧向右侧翻身，让左侧在上。

翻身时利用手臂力量转动身体

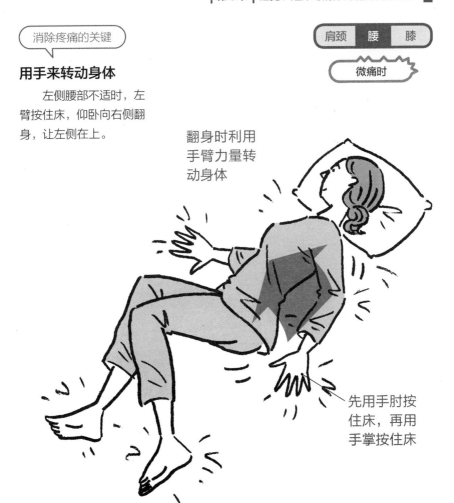

先用手肘按住床，再用手掌按住床

休息也无法缓解疲劳的秘密

大家是否有过躺了一整天反而感觉更加疲劳的经历？

其实，疲劳分为"运动过度"和"运动不足"这两种。忙碌奔波运动过度产生的疲劳，休息过后便可消除；而运动不足引起的疲劳，一般认为可能导致血液循环不畅，不动反而会让疲劳感进一步加重。

如果醒来时感到疲劳，可以找找原因，比如是否因为翻身困难等。

消除疼痛的
日常动作

39

下床

剧痛时

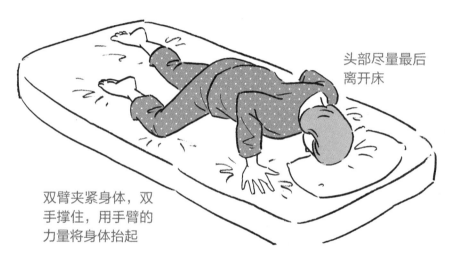

头部尽量最后
离开床

双臂夹紧身体，双
手撑住，用手臂的
力量将身体抬起

像做俯卧撑一样，夹紧
双臂，抬起身体

消除疼痛的关键

爬起来的动作如此轻松！

　　腰痛时，我们很难从床上爬起来。如果您拥有强壮的臂力和胸部肌肉，那么一口气迅速起身对您来说可能会更为轻松。但如果您对自己的臂力不太自信，起身时可以试着夹紧双臂。就像做俯卧撑一样，仅靠胸部和手臂的力量抬起身体。

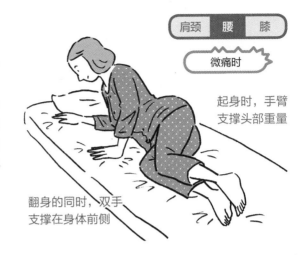

消除疼痛的关键

腰部负担较小的起身方式

　　如果醒来时感觉腰部沉重，首先要用手肘支撑身体的重量，然后慢慢用手支撑身体，这样起身比较稳妥。

肩颈　　腰　　膝

微痛时

起身时，手臂支撑头部重量

翻身的同时，双手支撑在身体前侧

注意此类动作！

不是闪到腰了，而是"吓到腰了"

　　我们睡觉时很少会动，血液循环也会稍有停滞。起床时，如果由仰卧的姿势突然起身，会给腰部造成很大负担，进而引起疼痛。

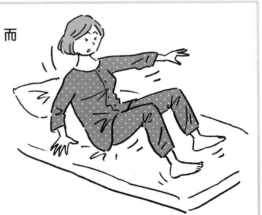

起床时的疲劳需要特别注意

　　人体在紧张或疲劳时会变得僵硬。

　　因此，当心理或身体上的压力比平时大时我们需要特别注意。感到疲劳时，不要让腰部的负担过重。

　　身体感到沉重时，可以尝试第116页的"摆动腰部"动作，只需几十秒症状就能得到明显舒缓。

消除疼痛的
日常动作

40

站起来

微痛时

10~30秒

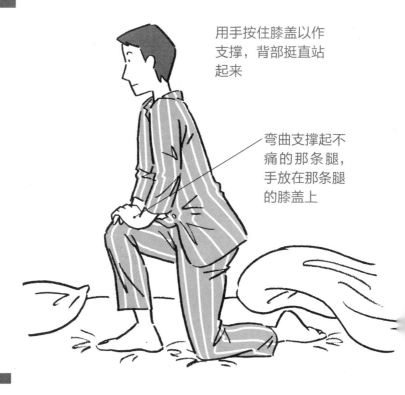

用手按住膝盖以作
支撑，背部挺直站
起来

弯曲支撑起不
痛的那条腿，
手放在那条腿
的膝盖上

支起一个膝盖，用手按住
这个膝盖支撑身体

消除疼痛的关键

希望大家牢记站起来的基本方法

　　首先支起一个膝盖，起身时用手按住这个膝盖以作支
撑。这个方法不仅适用于从床上站起来，还适用于由跪坐
的姿势站起来。

　　不过，如果您的膝盖容易感到不适，起身时请尽量扶
着桌子等支撑物。

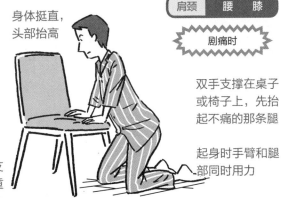

剧痛时

（消除疼痛的关键）

痛感强烈时匍匐前进

痛感非常强烈且附近没有支撑物时，强烈建议大家匍匐前进到有支撑物的地方再站起来。

身体挺直，头部抬高

双手支撑在桌子或椅子上，先抬起不痛的那条腿

起身时手臂和腿部同时用力

双手不离开支撑物，将体重压在支撑物上

（消除疼痛的关键）

我们的目标是保持腰腿终身健康！

与其每天浅蹲几十次，不如每天深蹲一次，这样更能锻炼我们生活中需要的肌肉。

| 肩颈 | 腰 | 膝 |

不痛时

蹲下想起身时，双手握拳向上伸展

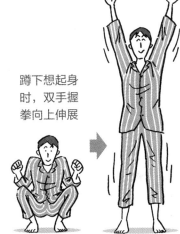

尽可能向上伸展，同时保持收腹

利用技巧渡过难关

腰痛剧烈难忍时，我们几乎不可能自行站起来。

而越是勉强起身，就越会加重腰部的负担，延缓康复的进程。因此，我们需要运用技巧来保护腰部，缩短痛苦的时长。

如果考虑到腰部负担这一要素，睡床会比睡地板上更加友好。如果不方便睡床，请在地板附近放置椅子或桌子等支撑物。

拖把的应用技巧

腿部力量不足时，可以握住拖把杆的更高处并用力向下按。也可以使用雨伞。雨伞要从上方握住伞柄向下按，这样站起来会很轻松。

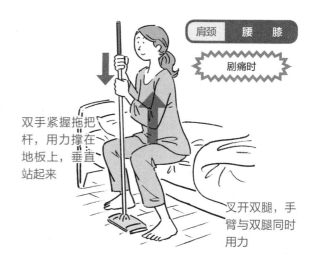

肩颈　**腰**　膝

剧痛时

双手紧握拖把杆，用力撑在地板上，垂直站起来

叉开双腿，手臂与双腿同时用力

变相深蹲，保护腰部

如果痛感不强，也可以前倾上半身站起来。但站起来时要注意收腹、挺胸。

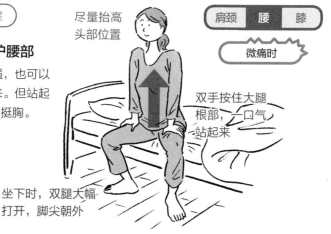

尽量抬高头部位置

肩颈　**腰**　膝

微痛时

双手按住大腿根部，一口气站起来

坐下时，双腿大幅打开，脚尖朝外

腰部疲劳时需注意

日常生活的所有动作中，腰部都起着至关重要的作用。当腰部状态不好时，我们感到艰难的动作往往是"无意识中加重腰部负担的动作"，其中之一就是"站起来"的动作。

即使腰部不痛、只是感到疲劳时，也要在疲劳转变为疼痛之前，通过抬高头部位置、收腹等方式，减少起身动作给腰部造成的负担。

按疼痛部位逆向索引

肩颈

剧痛时

36, 38, 60, 63, 66, 68, 71, 86, 90, 93, 94

微痛时

37, 49, 54, 62, 67, 81, 82, 84, 85, 88, 91, 92, 93, 95, 111

不痛时

37, 57, 67, 69, 77, 79, 91, 113

腰

剧痛时

34, 36, 38, 40, 45, 46, 48, 50, 56, 57, 60, 61, 66, 68, 71, 74, 76, 79, 80, 86, 88, 90, 93, 97, 101, 105, 107, 108, 110, 112, 114, 118, 120, 123, 124

微痛时

35, 37, 39, 41, 44, 47, 49, 51, 53, 54, 55, 58, 61, 64, 65, 69, 70, 75, 77, 81, 82, 85, 87, 88, 91, 92, 93, 96, 98, 104, 105, 106, 107, 109, 111, 113, 115, 116, 117, 119, 121, 122, 124

不痛时

35, 37, 41, 45, 49, 51, 52, 57, 67, 69, 71, 77, 79, 83, 87, 91, 99, 111, 113, 115, 123

膝盖

剧痛时

36, 38, 40, 50, 57, 61, 71, 74, 76, 79, 80, 86, 88, 90, 97, 101, 105, 107, 123, 124

微痛时

35, 37, 39, 41, 44, 49, 53, 55, 58, 64, 69, 75, 78, 81, 82, 87, 91, 98, 100, 116, 117

不痛时

37, 41, 45, 49, 51, 52, 57, 67, 71, 77, 79, 83, 87, 97, 99, 111, 115

[作者]

植森美绪

　　日本健康运动指导师，1965年生人。面对10年减肥失败经历及不恰当运动带来的腰痛，她以"调整日常动作，生活将焕然一新"为口号，推广一种在日常生活中轻松可行的减肥与健康生活方式。她在积极实践这种生活方式中，战胜了腰痛，并始终将腰围保持在58cm。

[审定]

金冈恒治

　　日本早稻田大学体育科学学院教授兼运动医学医生。他曾于筑波大学担任骨科讲师，2007年起在早稻田大学负责运动医学教育和腰痛运动疗法研究，并成为躯干深层肌肉研究的领军人物。自2021年起，他在脊柱调理站（Spine Conditioning Station，日本一家腰部调理工作室）实践运动疗法。他曾担任2000年悉尼奥运会、2004年雅典奥运会和2008年北京奥运会日本游泳队队医，2012年伦敦奥运会日本奥委会总部医生。

图书在版编目（CIP）数据

再见！我的腰酸背痛 /（日）植森美绪著 ；郭嘉仪译. -- 北京 ：人民邮电出版社，2025. --（健康·家庭·新生活）. -- ISBN 978-7-115-66129-6

Ⅰ. R681.5

中国国家版本馆 CIP 数据核字第 2025RG1517 号

版 权 声 明

IRASUTO DE WAKARU KATA, KOSHI, HIZA NO ITAMI GA KIERU NICHIJODOSA DAIZUKAN
by Mio Uemori, supervised by Koji Kaneoka
Copyright © 2024 Mio Uemori
Simplified Chinese translation copyright ©2025 by Posts & Telecom Press
All rights reserved.
Original Japanese language edition published by Diamond, Inc.
Simplified Chinese translation rights arranged with Diamond, Inc.
through Beijing Kareka Consultation Center

内 容 提 要

在当今社会，由于生活节奏加快和工作压力增大，许多人长时间处于不良姿势的状态之中，导致肩颈、腰和膝关节疼痛问题日益严重。本书提供了一种全新的解决方案，即通过改善日常体态动作来预防和缓解疼痛。作者提出：通过巧妙支撑头部重量，改善头前倾体态，就会消除大部分身体疼痛。作者通过一系列插图和简单易行的体态调整技巧，指导读者如何在日常生活中，如晨间、做家务、工作等情况下正确地进行体态调整，以预防和缓解肩颈、腰和膝关节的疼痛。

本书不仅适用于因长时间工作和不良生活习惯导致身体疼痛的职场人士，也适合所有希望通过调整日常体态来预防和缓解身体疼痛，从而提高生活质量的人群。

◆ 著　　　 [日] 植森美绪
　 译　　　 郭嘉仪
　 责任编辑　 刘日红
　 责任印制　 彭志坏

◆ 人民邮电出版社出版发行　　 北京市丰台区成寿寺路 11 号
　 邮编　100164　 电子邮件　315@ptpress.com.cn
　 网址　https://www.ptpress.com.cn
　 北京市艺辉印刷有限公司印刷

◆ 开本：880×1230　1/32
　 印张：4　　　　　　　　　　　 2025 年 3 月第 1 版
　 字数：154 千字　　　　　　　 2025 年 3 月北京第 1 次印刷
　 著作权合同登记号　图字：01-2024-4496 号

定价：42.00 元
读者服务热线：(010)81055296　印装质量热线：(010)81055316
反盗版热线：(010)81055315